三三医书

裘庆元 辑

医经秘本四种

医经读
内经辨言
素问校义
医津一筏

中国中医药出版社
·北京·

图书在版编目（CIP）数据

医经秘本四种/裘庆元辑.—北京：中国中医药出版社，2019.5（2023.6重印）

（三三医书）

ISBN 978-7-5132-4459-6

Ⅰ.①医… Ⅱ.①裘… Ⅲ.①医经 Ⅳ.①R22

中国版本图书馆 CIP 数据核字（2017）第 236995 号

中国中医药出版社出版
北京经济技术开发区科创十三街 31 号院二区 8 号楼
邮政编码　100176
传真　010-64405721
河北新华第二印刷有限责任公司印刷
各地新华书店经销

开本 880×1230　1/32　印张 5.75　字数 106 千字
2019 年 5 月第 1 版　2023 年 6 月第 2 次印刷
书号　ISBN 978-7-5132-4459-6
定价　35.00 元
网址　www.cptcm.com

服务热线　010-64405510
购书热线　010-89535836
维权打假　010-64405753

微信服务号　zgzyycbs
微商城网址　https://kdt.im/LIdUGr
官方微博　http://e.weibo.com/cptcm
天猫旗舰店网址　https://zgzyycbs.tmall.com

如有印装质量问题请与本社出版部联系（010-64405510）
版权专有　侵权必究

出版说明

近代著名医家裘庆元先生编辑的《三三医书》(又名《秘本医学丛书》),不仅保存了大量珍贵的中医孤本秘籍,而且所选书目多为家传秘本,疗效独特,简练实用,自1924年刊印以来,深受中医读者欢迎,对推动中医的发展起到了积极的作用。1998年中国中医药出版社组织有关专家、学者对此书重新进行了整理出版,使此书得以更广泛的传播,影响日增。

然而,美中不足的是,原著三大卷,洋洋近五百万字,卷帙浩繁,所收的99种书籍又都随意编排,没有分类,给读者阅读、研究带来极大不便。有鉴于此,我们又对原著重新进行了整理编排:

1. 根据原著所收99本书每本书的基本内容,按中医学科重新进行分类编排,分为《医经秘本四种》《伤寒秘本三种》《诊法秘本五种》《本草秘本三种》《方书秘本八种》《临证综合秘本五种》《温病秘本十四种》《内科秘本六种》《外伤科、皮科秘本九种》《妇科秘本三种》《儿科秘本二种》《咽喉口齿科秘本四种》《针灸、养生秘本三种》《医案秘本十五种》《医话医论秘本十五种》,共15册,改为大32开简装本,分别刊印,以满足更广大读者的需求。

2. 全书改为现代简体横排。每本书的整理仍以上海书店影印本为底本，以现存最早刻本、影印本或近期出版的铅印本为参校本。除系底本明显由刊刻、抄写等导致的错误，经核实确认后径改（不出注），以及因版式改动，某些方位词如"左""右"相应改为"上""下"外，目录根据套书内容做相应调整，其余基本忠实原著。原书刊印时为填补版面而增加的"补白""告白"之类也予以保留。

限于水平，加之时间仓促，整理编排难免有错漏，欢迎读者批评指正。挖掘整理出版优秀的中医古籍是我们的重要任务之一，我们将一如既往，继续努力，为传播、弘扬中医药文化、知识做出更大贡献。

中国中医药出版社
2018 年 3 月

内容提要

《三三医书·医经秘本四种》包括《医经读》《内经辨言》《素问校义》《医津一筏》等四部著作，主要阐发《内经》经义之奥旨。

《医经读》据"去非存是"之观点从《内经》中遴选若干条文，分平人之生理、病人之病理、诊断之方法、治疗之法术四类阐明经义。《内经辨言》主要解决《内经》中疑、阙、异之处及注家之失、得、误之解。《素问校义》通过考据训诂、反复推详，指出全元起、王冰等注释之非。《医津一筏》以《内经》为主，分条予以疏论，以治则要语为标题，参以己意，析疑解难，颇有独到见地。

四本书角度不同，各有特色，且都是珍本秘籍，难得一见，对于今天学习、研究《内经》多有裨益。

作者简介

裘庆元（1873—1948），浙江绍兴人，近代著名医家。16岁时进钱庄当学徒，因患肺病，遂发奋专攻中医学，并广收医籍秘本，造诣日深。后渐为人治病，每获良效，名声大振。

逢国内时局动荡，遇事远走东北，得识日本医界名士，获睹大量祖国珍本医籍，深慨祖国医籍散佚之多，乃有志于搜求。民国初年返绍，易名吉生，遂以医为业，以济世活人为己任。当时受外来文化影响，民族虚无主义思潮泛滥，中医药事业处于危急存亡之秋，先生毅然以复兴中医为己任，主持绍兴医药联合会，与何廉臣、曹炳章等创办《绍兴医药学报》，兼编《国医百家丛书》，并任绍郡医药研究社副社长。1929年废止中医事起，先生赴南京请愿，积极参加反对废止中医药的斗争。1923年迁居杭州，成立三三医社，出《三三医报》。先生深慨罕世之珍本秘籍，人多自秘，衡世之书，人难得见，叹曰："医书乃活人之书，何忍令其湮没，又何可令其秘而不传。"于是，或刊广告，或询社友，征救全国收藏之秘籍，得书千余种。乃精加选辑，于1924年刊《三三医书》，共3集，每集各33种，每书各撰提要，使读者一览而知全书概况。

后先生又精选珍贵孤本90种，于1935年复与世界书局商定，刊行《珍本医书集成》第一集。其第二、三集编目虽已确定，但因抗战爆发，被迫中止。

医经秘本四种

医书三三总目录

医经读 / 1
内经辨言 / 69
素问校义 / 89
医津一筏 / 127

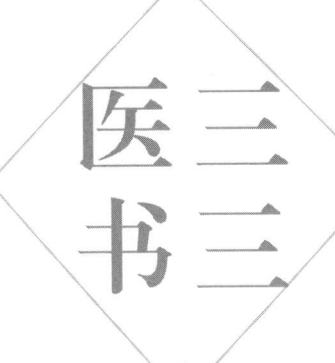

医经读

清·沈又彭 撰

提要

　　《医经读》一卷，清嘉善沈尧封著。沈氏为王梦隐外舅，其《女科辑要》二卷，久已脍炙人口。本书系就《内经》分平、病、诊、治四集类纂，间附案语，多昔人未发之旨，足以阐明经义。所谓平集者，平人之生理也。所谓病集者，病人之病理也。所谓诊集者，诊断之方法也。所谓治集者，疗治之法术也。按《内经》分类编辑始于张景岳，继之者有薛雪、汪昂诸贤，然皆不如本书之具有科学思想。

自序

《素问》《灵枢》旧传为战国时人所伪造，岂尽然哉？细读之，文气非出一手，其中伪者固多，而真者正复不少。第真伪杂陈，指归非一，前后自多矛盾耳。夫人身之脏腑气血，若何生，若何运，所司何职，所主何部，所藏所出何物，其病也见何脉，形何色，发何声，自有一定不易者。在人苦不能明，藉经以明之，而经复言人人殊则将何所适从耶？则读经复何益耶？生平窃叹古圣微言，往往沦没于俗儒肤词中，为可悼也！彭早年取是书，读之而即有疑，始则去其非以存其是，继则欲去其似是以存其至是。其间几历寒暑，独是去其非易，而去其似实难，盖既曰似是矣，又何以知其非真？是诚欲于是之中而严辨其为非，夫岂易易然。辨之久，而始知其实亦不难。彼扁鹊、仲景，非世所称医中之圣而去古未远者耶？其书具在，其所引用者皆可信，其所不引用者为可疑，其所不引用而复与其所引用者相背，定属后人添造，言虽津津，所谓弥近理而大乱真。用遵古人读书当具只眼意，概从而置之。年来抄本屡易，存者益少，虽不敢自诩为知言，然读之差觉所存者皆简而该、确而当。外论天人感应之微理，内论脏腑气血之灵机，无不一二言道出，首尾相贯，绝无支离牵合之迹。试问战国时人其能伪造否耶？或曰：去者过多则存者不太略乎？然正不嫌其略也，即如《大学》经文不过二百余言，然自"格致"以至"治平"，其间内圣外王之学靡不包举，经岂多乎哉？不多也。若夫夸多斗靡，尘饭涂羹，尽行收录，要惟修辞以炫世者，欲藉此为典博，若诊病时即切要数端，尚恐仓卒遗漏，又何暇遍及其余乎哉？先圣云：以约失之者鲜。彭故就所考验，以存其真，而名之曰《医经读》，窃谓当读者此也。惜乎不得起扁鹊、仲景而就正之。

乾隆甲申岁一阳月中浣嘉善沈又彭识

目录

医经读／9
  平集／9
  病集／29
  诊集／45
  治集／58
  附：运气辨／63

医经读

嘉善沈又彭尧封钞订
绍兴裘庆元吉生校刊

平　集

医不知病，何由治病？医不知不病，何由知病？平，平人也，即不病人也。经有《平人气象》篇，盖取诸此。

昔在黄帝，生而神灵，弱而能言，幼而徇齐，长而敦敏，成而登天（《上古天真论》）。

乃问于岐伯曰：地之为下否乎？岐伯对曰：地为人之下，太虚之中者也。曰：冯乎？对曰：大气举之也。寒暑六入，故令虚而生化也（《素·五运行》）。

寒暑六入，谓五气从上下四旁而入，非六气也。六气乃后人伪造，详辨于后。帝曰：天以六六之节以成岁，人以九九制会，何谓也？岐伯曰：六六之节，九九制会者，所以正天之度，气之数也。

按：六六之节，即三百六十日法也。九九制会者，用九九之法以推日月五星之会也。法具《周髀》经度者，所以测天之程也。天体环转不息，难以测度，圣人以星之明显者（即二十八经星也）识之为限，而后度乃生焉。譬以山川城邑识道里之远近耳。奇器图每度二百五十里，然天体如卵，度如柳叶，近极者狭，近赤道者广，难以一定拘也。气者，二十四气也。数者，盈虚之数也。

日为阳，月为阴，行有分纪，周有道里，日行一度，月行十三度而有奇焉，故大小月三百六十五日而成岁，积气余而盈闰矣。

按：日行周天三百六十五日四分之一，月行疾，每日过十三度有余，约二十九日零退一周天。凡十二周天得三百五十四日零，较日行少十日零，所谓日月不齐之数也。圣人于是正岁年以别之。《周礼·太史正岁年》注中数曰岁，朔数曰年，故岁必二十四气，全年则十二月或十三月。乃以气之盈补朔之虚，每三十四月而适齐六十六气，故谓之闰。

立端于始，表正于中，推余于终，而天度毕矣。

按：《左传》作履端于始，举正于中，归余于终。《史记》作归邪于终。盖古人推历谓之步历，言日月转运于天，犹人行步也。履，即步也。日月之行，必有余分，履端于始者，必以日月全数，前无余分之日为上元历之端首也。举正于中者，中气不越本月，若盈本月，一策此月，即是闰月也。归余于终者，积余成一月而置闰也。

天有十日（十干也），日六竟而周甲（六十日周一甲子也），甲六复（六甲子也）而终岁，三百六十日法也。五日谓之候，三候谓之气，六气谓之时，四时谓之岁，而各从其主治焉。五运相袭而皆治之，终期之日，周而复始，时立气布，如环无端，候亦周法。

《汲冢周书》时训解，立春之日，东风解冻。又五日，蛰虫始振。又五日，鱼上冰。此即五日谓之候也。其余节气仿此，不备录。

春胜长夏，长夏胜冬，冬胜夏，夏胜秋，秋胜春。

土分旺四季十八日，取万物生于土，归于土之义。究非土之定位，惟长夏乃其定位耳。特夏火方尽，秋金复至，长夏几为虚位，莫若遵《六元正纪》五步为正，大寒交初运，木旺；春分后第十三日交二运，火旺；芒种后十日交三运，土旺；处暑后七日交四运，金旺；立冬后四日交终运，水旺，如此则五行各得其平矣。

求其至也，皆归始春。未至而至，此谓太过，则薄所不胜而乘所胜也，命曰气淫；至而不至，此谓不及，则所胜妄行而所生受病，所不胜薄之也，命曰气迫。

天食人以五气，地食人以五味（《素·六节藏象论》）。

天有五行御五位，以生寒暑燥湿风，人有五脏化五气，以生喜怒悲忧恐（《素·天元纪》）。

心者，君主之官也，神明出焉。肺者，相傅之官，治节出焉。肝者，将军之官，谋虑出焉。胆者，中正之官，决断出焉。膻中者，臣使之官，喜乐出焉。脾胃者，仓廪之官，五味出焉。大肠者，传道之官，变化出焉。小肠者，受盛之官，化物出焉。肾者，作强之官，伎巧出焉。三焦者，决渎之官，水道出焉。膀胱者，州都之官，津液藏焉，气化则能出矣。凡此十二官者不得相失也，故主明则下安，以此养生则寿；主不明则十二官危，使道闭塞而不通，形乃大伤（《素·灵兰秘典》）。

彭按：膀胱止有一口，口端横一管，上半管即名下焦，下半管即是溺孔。未溺时，膀胱之底下垂，其口向上，与下焦直对，故下焦别回肠而渗入焉；欲溺时，大气举，膀胱之底，则其口向下，从溺孔注出，故曰气化则能出矣。妊妇胎压胞门，小便不出，丹溪用托胎法，深得此意。

五脏者，藏精气而不泻也，故满而不能实。六腑者，传化物而不藏，故实而不能满也。水谷入口，则胃实而肠虚；食下，则肠实而胃虚，故曰实而不能满也（《素·五脏别论》）。

五脏宜藏，六腑宜通（东垣语）。

阴中有阴，阳中有阳。平旦至日中，天之阳，阳中之阳也；日中至黄昏，天之阳，阳中之阴也；合夜至鸡鸣，天之阴，阴中之阴也；鸡鸣至平旦，天之阴，阴中之阳也，故人亦应之。夫言人之阴阳，则外为阳，内为阴；背为阳，腹为阴；六腑皆为阳，五脏皆为阴。背为阳，阳中之阳，心也；阳中之阴，肺也。腹为阴，阴中之阳，肝也；阴中之阴，肾也；阴中之至阴，脾也（《素·金匮真言》）。

知此可以决病之间剧。

圣人南面而立，前曰广明，后曰太冲。太冲之地名曰少阴，少阴之上名曰太阳。太阳根起于至阴，结于命门，名曰阴中之阳。中身而上名曰广明，广明之下名曰太阴，太阴之前名曰阳明，阳明根起于厉兑，名曰阴中之阳。厥阴之表名曰少阳，少阳根起于厥阴，名曰阴中之少阳，是三阳之离合也。太阳为开，阳明为阖，少阳为枢。外者为阳，内者为阴，然则中为阴，其冲在下名曰太阴，太阴根起于隐白，名曰阴中之阴。太阴之后名曰少阴，少阴根起于涌泉，名曰阴中之少阴。少阴之前名曰厥阴，厥阴根起于大敦，阴之绝阳，名曰阴之绝阴，是三阴之离合也。太阴为开，厥阴为阖，少阴为枢（《素·阴阳离合》）。

肺手太阴之脉，起于中焦（直接中焦，中焦从胃通出外，对中脘穴，在心蔽骨与脐之中），下络大肠，还循胃口，上膈（胃口上心肺下有膈膜遮隔，浊气不使上侵，此系清浊分界，所以十二经由此上下，皆书之），属肺，从肺系横出腋下（肩下胁上曰腋），下循臑内，行少阴心主之前，下肘中，循臂内（肩下一节为臑，臑尽处为肘，肘下为臂，臂尽为腕，腕尽处直至指俱名手），上骨下廉（臂有两骨行臂内侧上骨之下廉），入寸口（即诊脉处），上鱼（掌骨之前，大指之后，肉隆起处为鱼），循鱼际（大指本节后穴名），出大指之端（少商穴，大指内侧去爪甲角如韭叶）。其支者，从腕后（列缺穴，两手交叉，食指尽处是也。太阴络从此别走阳明），直出次指内廉，出其端。是动则病肺胀满，膨膨而喘咳，缺盆中痛（肩下横骨陷中），甚则交两手而瞀（迷乱也），此为臂厥。是主肺所生病者，咳上气喘，渴烦，心胸满，臑臂内前廉痛厥（四支冷，掌中热气，盛有余，则肩臂痛。风寒汗出，中风，小便数而欠，气虚则肩臂痛寒少），气不足以息，溺色变。

大肠手阳明之脉，起于大指次指之端（商阳穴，在次指内侧去爪甲角如韭叶），循指上廉，出合谷两骨之间（合谷，穴名，在大指次指岐骨陷中），上入两筋之中，循臂上，入肘外廉，上臑外前廉，上肩，出髃骨之前廉，上出于柱骨之会上，下入缺盆，络肺，下膈，属大肠。其支者，从缺盆上颈，贯颊，入下齿中，还出挟口，交人中，左之右，右之左，上挟鼻孔（迎香穴，鼻下孔旁五分）。是动则病齿痛颈肿。是主津液所生病者，目黄，口干，鼽（清涕）衄（鼻血），喉痹，肩前臑痛，大指次指痛不用。气有余则当脉所过者热肿，虚则寒栗不复。

胃足阳明之脉，起于鼻之交頞中（山根），旁约太阳之脉，下循鼻外，上入齿中，还出挟口，环唇，下交承浆（任脉穴，在唇棱下陷中），却循颐后下廉（腮下为颔，颔下为颐），出大迎（穴在曲颔前寸二分），循颊车（下耳八分，曲颊端近前陷中），上耳前，过客主人（足少阳经穴在耳前起骨），循发际，至额颅；其支者，从大迎前下人迎（结喉旁一寸五分动脉），循喉咙，入缺盆，下膈，属胃络脾；其直者，从缺盆下乳内廉（从乳中过），下挟脐，入气街中（穴在脐下八寸去中行二寸）；其支者，起于胃口，下循腹里，下至气街中而合，以下髀关，抵伏兔（足之本节为髀，髀前膝上六寸起肉处为伏兔，伏兔后横纹中为髀关，髀内为股，髀尽处前为膝、后为腘，第二节为胫，胫尽处即内外踝，下为足），下膝膑中（挟膝筋中为膑），下循胫外廉，下足跗（足面），入中指内间；其支者，下廉三寸而别，下入中指外间。其支者，别跗上，入大指间，出其端（厉兑穴在足大指次指之端，去爪甲角如韭叶）。是动则病洒洒振寒，善呻数欠，颜黑。病至则恶人与火，闻木声则惕然而惊，心欲动，独闭户塞牖而处，甚则欲上高而歌，弃衣而走，贲响腹胀，是谓骭厥（胫骨为骭）。是主血所生病者，狂疟温淫汗出，鼽衄，口㖞唇胗，颈肿喉痹，大腹水肿，膝膑肿痛，循膺乳、气街、股、伏兔、骭外廉、足跗上皆痛，中指不用，气盛则身以前皆热。其有余于胃则消谷善饥，溺色黄；气不足则身以前皆寒栗，胃中寒则胀满。

脾足太阴之脉，起于大指之端（隐白穴，在大指端内侧，去爪甲角如韭叶），循指内侧白肉际（白肉，三阴脉所经；赤肉，三阳脉所经。际，乃白肉尽处），过核骨后，上内踝前廉，上腨内（足肚），循胫骨后，交出厥阴之前，上膝股内前廉，入腹，属脾，络胃，上膈，挟咽，连舌本，散舌下；其支者，复从胃别，上膈，注心中。是动则病舌本强，食则呕，胃脘痛，腹胀善噫，得后与气则快然如衰，身体皆重。是主脾所生病者，舌本痛，体不能动摇，食不下，烦心，心下急痛，溏瘕泄，水闭，黄疸，不能卧，强立股膝内肿厥，足大指不用。

心手少阴之脉，起于心中，出属心系（心系上与肺通，由肺叶而下，曲折向后，贯脊髓，通于肾），下膈，络小肠；其支者，从心系上挟咽，系目系；其直者，复从心系欲上肺，下出腋下，下循臑内后廉，行太阴、心主之后，下肘内，循臂内后廉，抵掌后锐骨之端，入掌内后廉，循小指之内，出其端（少卫穴，在小指内侧，去爪甲角如韭叶）。是动则病嗌干，心痛，渴而欲饮，是为臂厥。是主心所生病者，目黄，胁痛，臑臂内后廉痛厥，掌中热痛。

小肠手太阳之脉，起于小指之端（少泽穴，在小指外侧，去爪甲角下一分陷中），循手外侧，上腕，出踝中（腕下高骨），直上循臂骨下廉，出肘内侧两筋之间，上循臑外后廉，出肩解（脊两旁为膂，膂上两角为肩解），绕肩胛（肩解下成片骨），交肩上（上会大椎，乃左右相交于肩上），入缺盆，络心，循咽，下膈，抵胃，属小肠；其支者，从缺盆循颈上颊，至目锐眦（目外角为锐眦），却入耳中；其支者，别颊，上𬱖（目下为𬱖），抵鼻，至目内眦（内角），斜络于颧。是动则病嗌痛，颔肿，不可以顾，肩似拔，臑似折。是主液所生病者，耳聋，目黄，颊肿，颈颔、肩臑肘臂外后廉痛。

膀胱足太阳之脉，起于目内眦（睛明穴为手足太阳、足阳明、阴跷、阳跷五脉之会），上额，交巅（百会穴）；其支者，从巅至耳上角；其直者，从巅入络脑，还出别下项，循肩膊内（肩后下为膊），挟脊，抵腰中，入循膂，络肾，属膀胱；其支者，从腰中下挟脊，贯臀，入腘中；其支者，从膊内左右别下贯胛，挟脊内，过髀枢（捷骨下为髀枢），循髀外，从后廉下合腘中（与前入腘中者合），以下贯踹内，出外踝之后，循京骨（足外侧赤白肉际，小指本节后大骨），至小指外侧（至阴穴在小指外侧本节前陷中）。是动则病冲头痛，目似脱，项如拔，脊痛，腰似折，髀不可以曲，腘如结，踹如裂，是为踝厥。是主筋所生病者，痔，疟，狂，癫疾，头囟项痛，目黄，泪出，鼽衄，项、背、腰、尻、腘、踹、脚皆痛，小指不用。

肾足少阴之脉，起于小指之下，邪走足心（涌泉穴，在足心，足屈卷指宛宛中），出于然谷之下（足内踝前起大骨下陷中），循内踝之后，别入跟中，以上踹内，出腘内廉，上股内后廉，贯脊（与督脉会长强穴），属肾，络膀胱；其直者，从肾上贯肝膈，入肺中，循喉咙，挟舌本；其支者，从肺出络心，注胸中。是动则病饥不欲食，面如漆柴，咳唾则有血，喝喝而喘，坐而欲起，目䀮䀮如无所见，心如悬，若饥状；气不足则善恐，心惕惕如人将捕之，是为骨厥。是主肾所生病者，口热，舌干，咽肿，上气，嗌干及痛，烦心，心痛，黄疸，肠澼，脊股内后廉痛，痿厥，嗜卧，足下热而痛。

心主手厥阴心包络之脉，起于胸中，出属心包络，下膈，历络三焦；其支者，从胸中出胁（腋下为胁），下腋三寸，上抵腋下，循臑内，行太阴少阳之间，入肘中，下臂，行两筋之间，入掌中，循中指，出其端（中冲穴，在中指端爪甲，如韭叶陷中）；其支者，别掌中，循小指次指，出其端。是动则病手心热，臂肘挛急，腋肿，甚则胸胁支满，心中憺憺大动，面赤目黄，喜笑不休。是主脉所生病者，烦心，心痛，掌中热。

三焦手少阳之脉,起于小指次指之端(关冲穴,在无名指外侧,去爪甲如韭叶),上出两指之间,循手表腕,出臂外两骨之间,上贯肘,循臑外,上肩而交出足少阳之后,入缺盆,布膻中(两乳中间),散络心包,下膈,循属三焦;其支者,从膻中上出缺盆,上项,系耳后直上,出耳上角以屈,下颊,至𬱖;其支者,从耳后入耳中,出走耳前,过客主人前,交颊,至目锐眦。是动则病耳聋浑浑焞焞,嗌肿,喉痹。是主气所生病者,汗出,目锐眦痛,颊痛,耳后、肩、臑、肘、臂外皆痛,小指次指不用。

胆足少阳之脉,起于目锐眦(瞳子髎穴,在目外去眦五分),上抵头角,下耳后,循颈,行手少阳之前,至肩上,却交出手少阳之后,入缺盆;其支者,从耳后入耳中,出走耳前,至目锐眦后;其支者,别锐眦,下大迎,合于手少阳,抵于𬱖,下加颊车,下颈合缺盆(与前入者合),以下胸中,贯膈,络肝,属胆,循胁里,出气街,绕毛际,横入髀厌中(股与少腹之间陷中);其直者,从缺盆下腋,循胸,过季胁(胁骨之下为季胁),下合髀厌中,以下循髀阳(循髀外,行太阳、阳明之间),出膝外廉,下外辅骨之前,直下抵绝骨之端(外踝上为绝骨),下出外踝之前,循足跗上,入小指次指之间(窍阴穴在小指次指外侧,去爪甲角如韭叶,足少阳脉至此而终）；其支者，别跗上，入大指之间，循大指岐骨内，出其端（大指本节后为岐骨），还贯爪甲，出三毛。是动则病口苦，善太息，心胁痛不能转侧，甚则面微有尘，体无膏泽，足外反热，是为阳厥。是主骨所生病者，头痛，颔痛，目锐眦痛，缺盆中肿痛，胁下肿，马刀侠瘿，汗出振寒，疟，胸、胁、肋、髀、膝外至胫、绝骨外踝前及诸节皆痛。

　　肝足厥阴之脉，起于大指丛毛之际（大敦穴在大指端，去爪甲如韭叶，为厥阴所出之井，针灸家皆用之。然经则明言起于丛毛之际，非指端也。今厥阴逆上腹痛，脉绝欲死者，灸丛毛大验），上循足跗上廉，去内踝一寸，上踝八寸，交出太阴之后，上腘内廉，循股阴，入毛中，过阴器（左右环绕阴器），抵小腹，挟胃，属肝，络胆，上贯膈，布胁肋，循喉咙之后，入颃颡，连目系，上出额，与督脉会于巅；其支者，从目系下颊里，环唇内；其支者，复从肝别贯膈，上注肺。是动则病腰痛不可以俯仰，丈夫㿉疝，妇人少腹肿，甚则嗌干，面尘脱色。是肝所生病者，胸满，呕逆，飧泄，狐疝，遗溺，闭癃（《灵·经脉篇》）。

　　别者，另分一支也。合者，本经两脉相合也。会者，与他经相会也。交者，或本经左右两脉相交，或与他经相交也。加者，加于上不相通也。挟者，夹也。约者，约束也。环者，环绕也。散者，非一络也。循者，依傍而行也。贯者，穿过也。

夫经络如织，营卫如环，而欲一一写出，纤悉无遗，不亦难哉！经独以数活字钩清之，宛似绘一生人模样，垂示来兹，较之《禹贡》浚川图、《史记·天官书》，更胜一筹，非作者之圣，其孰能之？

治病犹治贼，必先识贼之所在，斯不劳而获。倘贼在此界，而反于彼境捕之，则彼境无辜之民徒增扰动，而此界真贼且不治而日炽矣。十二经脉所经之处，即十二经所辖，无异省治之分界也。如某处痛，某处痒，某处热肿，某处寒栗，即可知何经受病，又宁有误治之虑哉！然则此篇经文，洵为大小内外诸科一刻不可离之法也。

督脉者，起于下极之俞，并于脊里，上至风府，入属于脑。任脉者，起于中极之下，以上毛际，循腹里，上关元，至咽喉。冲脉者，起于气冲，并足阳明之经（今《内经》俱作少阴），夹脐上行，至胸中而散。带脉者，起于季胁，回身一周。阳跷脉者，起于跟中，循外踝上行，入风池。阴跷脉者，亦起于跟中，循内踝上行，至咽喉，交贯冲脉。阳维阴维，维络于身，溢蓄不能，环流灌溉诸经者也。阳维起于诸阳会，阴维起于诸阴交也（二十八难）。

阳维维于阳，阴维维于阴，阴阳不能自相维，则怅然失志，溶溶不能自收持。阳维为病苦寒热，阴维为病苦心痛，阴跷为病阳缓而阴急，阳跷为病阴缓而阳急。冲之为病，逆气里急；督之为病，脊强而厥；任之为病，其内苦结，男子为七疝，女子为瘕聚（《内经》男子内结七疝，女子带下瘕聚）；带之为病，腹满，腰溶溶如坐水中。此奇经八脉之为病也（二十九难）。

彭按：奇经八脉，经文错乱，定系后人传写之误，越人时所读不若是也。故所述明晰，谨遵录之。

人焉受气？阴阳焉会？何气为营？何气为卫？营安从生？卫于焉会？老壮不同气，阴阳异位，愿闻其会。曰：人受气于谷，谷入于胃，以传于肺，五脏六腑皆以受气，其清者为营，浊者为卫，营在脉中，卫在脉外，营周不休，五十而复大会。阴阳相贯，如环无端。卫气行于阴二十五度，行于阳二十五度，分为昼夜。故气至阳而起，至阴而止。故曰日中而阳隆为重阳，夜半而阴隆为重阴。故太阴主内，太阳主外，各行二十五度，分为昼夜。夜半为阴隆，夜半后为阴衰，平旦阴尽而阳受气矣。日中而阳隆，日西为阳衰，日入阳尽而阴受气矣。夜半而大会，万民皆卧，命曰合阴。平旦阴尽而阳受气，如是无已，与天地同纪。壮者气血盛，肌肉滑，气道通，营之行不失其常，故昼精而夜瞑；老者气血衰，肌肉枯，气道涩，其营气衰少而卫气内伐，故昼不精，夜不眠。营出于中焦，卫出于上焦（刻本误作下）。上焦出于胃上口，并咽以上，贯膈而布胸中，走腋，循太阴之分而行，还至阳明，至鼻（刻本误作舌），下足阳明，常与营俱行于阳二十五度，行于阴亦二十五度，一周也，故五十度而复大会于手太阴矣。中焦亦并胃中，出上焦之后，此所受气者，泌糟粕，蒸津液，化其精微，上注于肺脉，及化而为血，以奉生身，莫贵于此，故独得行于经隧，命曰营气。营卫者，精气也。血者，神气也。血之与气，异名而同类焉。故夺血者无汗，夺汗者无血。下焦者，别回肠，注于膀胱而渗入焉。水谷者，常并居于胃中成糟粕，而下于大肠，济泌别汁，循下焦而渗入膀胱焉。上焦如雾，中如焦沤，下如焦渎，此之谓也（《灵·营卫生会》）。

彭按：三焦即三个管子，非有名无象也。若果有名无象，如何并咽并胃？又按：卫气出于上焦者，水谷入胃，胃底之阳，蒸气上腾，若雾露之溉，此即卫气也。由上焦出于胃上口，尚在膈膜之下，于是贯膈，散布胸中，然后循太阴分肉之间而行于脉外，故曰上焦如雾。经文本自明白，如果出于下焦，则清阳之气与便溺同出，有是理乎？越人读经未察卫气出于下焦之误，遂谓上焦主内而不出，几令卫气全无出路。

分肉腠理字义当晓。肉必丝丝成理，故谓之理。有数十百理，聚而为纵者；有数十百理，聚而为横者；有数十百理，聚而为斜者，或纵或横或斜，数块并作一块，其并处必有穴。从并处说到外面，谓之分，谓其肉由此而分也；从外面说到并处，谓之腠，谓其数肉并腠也。脉在其中，卫即行乎脉外。

《气穴论》云：肉之大会为谷，肉之小会为溪，肉分之间，溪谷之会，以行营卫，以会大气是也。循太阴之分而行之，分字当作是解。

其言上焦出于胃上口，并咽以上，贯膈，到此则上焦之管子已尽，卫气在膈上既出，上焦管子即散布胸中，此乃如烟如雾之物，逢空则走，故循太阴之分肉而行乎脉外，依次循手阳明，至足阳明，是明明指卫气言。若云指上焦言，岂上焦直至足乎间？何以知上焦是管子？曰：若无管子则并咽以上者何物？何以知管子到膈上即尽？曰：到此不尽，卫亦行乎脉中矣。

手太阴脉从胸走手，手阳明脉从手走头，故曰还至阳明。

手阳明脉尽处上夹鼻孔，足阳明脉起于鼻之交頞中，故曰还至阳明，上至鼻下足阳明。刻本鼻字，误作舌字，没解。彭擅改正。

营气出于中焦者，水谷在胃，渐渐腐化，如造酒然，有泡微起，其汁，若酒浆者，即是营气从中焦上注肺脉。脉乃心火，主之营，在脉中藉心火煅炼成赤即是血，故曰中焦如沤。又曰：营卫者，精气也。血者，神气也。盖阳之精为神，而藏神者心，非藉心火煅炼而何？

下焦者，水之出路也。水谷在胃，渐渐变化，下至小肠，尚未分别，直至小肠下口，与回肠会处有一管，直对膀胱，即是下焦，水从此渗入焉。故曰下焦如渎。脐上一寸为水分穴，即是分水处。

卫气昼行于阳，夜行于阴，最为难解。其曰：营行脉中，卫行脉外，五十而复大会。又曰：常与营俱行阳二十五度，行阴二十五度，一周也。是营卫同行，固属无疑，但营出于中焦，由手太阴注手阳明，手阳明注足阳明，足阳明注足太阴，顺十二经之贯注，则阴经阳经相间而行。营既如此，卫亦宜然，岂有昼止行阳经、夜止行阴经哉？然而，经则明明言卫气昼日行于阳，夜行于阴，其故何？彭谓：阴阳者，数之可十，推之可至百千万也。昼行阳，夜行阴，此阴阳非指经络言，乃指外内言也。盖脉在分肉之间，营行脉中，卫即行乎脉外，无论阴经阳经，卫气浮上而行者，即行于阳也；沉伏而行者，即行于阴也。行于阳则表实，故昼日体耐风寒；行于阴则表虚，故夜卧不耐风寒，此其验也。太阴为阴中之至阴，故主内；太阳为表，故主外。夫卫犹日也，营犹月也，虽日有黄赤道，月有四游仪，总不越乎东升西降之常耳。至若《灵枢·卫气行》一篇，手三阳经倒行，足三阳经无还路，不可为训。

《素·经脉别论》论食气入胃，一言散精于肝，一言浊气归心；《灵·邪客》篇论谷入于胃，宗气积于胸中，卫气先行皮肤，与此论营卫同起于手太阴迥然不同，则无容信为两是矣。但此篇越人、仲景俱各引用，而《别论》《邪客》从无一言论及，故皆不录。

女子七岁，肾气盛，齿更发长；二七而天癸至，任脉通，太冲脉盛，月事以时下，故有子；三七肾气均平，故真牙生而长极；七七任脉虚，太冲脉衰少，天癸竭，地道不通，故形坏而无子也。丈夫八岁，肾气实，发长齿更；二八肾气盛，天癸至，精气益泻，阴阳和，故能有子；三八肾气均平，筋骨劲强，故真牙生而长极；八八则齿发去，五脏皆衰，筋骨懈惰，天癸竭，故发鬓白，身体重，行步不正，而无子耳（《素·上古天真论》）。

彭按：天癸是女精，由任脉而来。月事是经血，由太冲而来。经言：二七而天癸至，缘任脉通期时太冲脉盛，月事亦以时下。一顺言之，一逆言之耳。故月事不调、不来及崩，是血病，咎在冲脉，冲脉隶阳明；带下是精病，咎在任脉，任脉隶少阴。盖身前中央一条是任脉，背后脊里一条是督脉，皆起于前后两阴之交会阴穴。《难经》明晰，《灵》《素》传误。带脉起于季胁，似束带状，入精藏于肾，肾系于腰背，精欲下泄，必由带脉而前，然后从任脉而下，故经言任脉为病，女子带下。

两神相搏，合而成形，常先身生，是谓精。上焦开发，宣五谷味，熏肤，充身，泽毛，若雾露之溉，是谓气。腠理发泄，汗出溱溱，是谓津。谷入气满，淖泽注于骨，骨属屈伸，泄泽补益脑髓，皮肤润泽，是谓液。中焦受气取汁，变化而赤，是谓血。壅遏营气，令无所避，是谓脉。精脱者，耳聋；气脱者，目不明；津脱者，腠理开，汗大泄；液脱者，骨属屈伸不利，色夭，脑髓消，胫酸，耳数鸣；血脱者，色白，夭然不泽，其脉空虚（《灵·决气》）。

肺气通于鼻，肺和则鼻能知臭香矣。心气通于舌，心和则舌能知五味矣。肝气通于目，肝和则目能辨五色矣。脾气通于口，脾和则口能知五谷矣。肾气通于耳，肾和则耳能闻五音矣（《灵·脉度》）。

人卧血归于肝，肝受血而能视，足受血而能步，掌受血而能握，指受血而能摄（《素·五脏生成》）。

心恶热，肺恶寒，肝恶风，脾恶湿，肾恶燥（《素·宣明五气》）。

五脏之精气皆上注于目，骨之精为瞳子，筋之精为黑眼，血之精为络，气之精为白眼，肌肉之精为约束，裹撷筋骨血气之精而与脉并为系，上属于脑，后出于项中。故邪中于项，因逢其身之虚，其入深则随眼系以入于脑，则脑转，脑转则引目系急，目系急则目眩以转矣。精散则视歧，视歧见两物。目者，五脏六腑之精也，营卫魂魄之所常营也，神气之所生也。故神劳则魂魄散，志意乱，卒然见非常处（《灵·大惑论》）。

肝生于左，肺藏于右，心布于表，肾治于里，脾为之使，胃为之市，鬲肓之上，中有父母，七节之旁，中有小心（《灵·刺禁论》）。

胃者，水谷之海。冲脉为十二经之海，膻中为气之海，脑为髓之海（《灵·海论》）。

唇至齿长九分，口广二寸半；齿至会厌深三寸半，舌长七寸广二寸半，咽门广二寸半，至胃长一尺六寸。胃纡曲屈，伸之，长二尺六寸，大一尺五寸，径五寸，大容三斗五升。小肠后附脊，左环回周叠积，其注于回肠者，外附于脐上，回连环十六曲，大二寸半，径八分，分之少半，长三丈三尺。回肠当脐，左（《难经》作右）环回周叶积而下，回运环反十六曲，大四寸，径一寸，寸之少半，长二丈一尺。广肠傅脊，以受回肠，左环叶积上下辟，大八寸，径二寸寸之大半，长二尺八寸（《灵·肠胃篇》）。

此同身寸也，不必疑为周尺。盖周以古之八寸为尺，中人长七尺五寸，故五尺之童，六尺之孤，皆言其小。同身寸者，屈本人中指，中节横纹头为寸，十寸为尺。中人亦长七尺五寸，适与周尺相合耳。若果为周尺，则此经伪矣。

肝凡七叶，左三右四。心中有七孔三毛，盛精汁三合。脾扁广三寸，大五寸，有散膏半斤，主裹血，温五脏。肺六叶两耳，凡八叶。肾有两枚。胆在肝之短叶间，盛精汁三合。膀胱纵广九寸（四十二难）。

唇为飞门，齿为户门，会厌为吸门，胃为贲门，太仓下口为幽门，大肠小肠会为阑门，下极为魄门，此七冲门也（四十四难）。

病　集

病得其因，治之方效。若论病而不论其所以病，总属伪造，一概不录。

阴阳者，天地之道也，万物之纲纪，变化之父母，生杀之本始，神明之府也。治病必求其本。故积阳为天，积阴为地，阴静阳躁，阳生阴长，阳杀阴藏。阳化气，阴成形。寒极生热，热极生寒；寒气生浊，热气生清；清气在下，则生飧泄；浊气在上，则生䐜胀，此阴阳反作，病之逆从也。清阳为天，浊阴为地。地气上为云，天气下为雨；雨出地气，云出天气。故清阳出上窍，浊阴出下窍；清阳发腠理，浊阴走五脏；清阳实四支，浊阴归六府。水为阴，火为阳。阳为气，阴为味。味归形，形归气，气归精，精归化，精食气，形食味，化生精，气生形。味伤形，气伤精，精化为气，气伤于味。阴味出下窍，阳气出上窍。味厚者为阴，薄为阴之阳；气厚者为阳，薄为阳之阴。味厚则泄，薄则通；气薄则发泄，厚则发热。壮火之气衰，少火之气壮。壮火食气，气食少火；壮火散气，少火生气。气味辛甘发散为阳,酸苦涌泄为阴。阴胜则阳病,阳胜则阴病。阳胜则热,阴胜则寒,重寒则热,重热则寒。寒伤形,热伤气,气伤痛,形伤肿,风胜则动,热胜则肿,燥胜则干,寒胜则浮,湿胜则濡泻。天有四时五行,以生长收藏,以生寒暑燥湿风;人有五脏化五气,以生喜怒悲忧恐。故喜怒伤气,寒暑伤形,暴怒伤阴,暴喜伤阳,厥气上行,满脉去形。喜怒不节,寒暑过度,生乃不固。故重阴必阳,重阳必阴。故曰:冬伤于寒,春必病温;春伤于风,夏生飧泄;夏伤于暑,秋必痎疟;秋伤于湿,冬生咳嗽。东方生风,风生木,木生酸,酸生肝,肝生筋,筋生心,肝主目。其在天为化,在人为道,在地为化。化生五味,道生智,玄生神。神在天为风,在地为木,在体为筋,在脏为肝,在色为苍,在音为角,在声为呼,在变动为握,在窍为目,在味为酸,在志为怒。怒伤肝,悲胜怒;风伤筋,燥胜风;酸伤筋,辛胜酸。南方生热,热生火,火生苦,苦生心,心生血,血生脾,心主舌。其在天为热,在地为火,在体为脉,在脏为心,在色为赤,在音为征,在声为笑,在变动为忧,在窍为舌,在味为苦,在志为喜。喜伤心,恐胜喜;热伤气,寒胜热;苦伤气,咸胜苦。中央生湿,湿生土,土生甘,甘生脾,脾生肉,肉生肺,脾主口。其在天为湿,在地为土,在体为肉,在脏为脾,在色为黄,在音为宫,在声为歌,在变动为哕,在窍为口,在味为甘,在志为思。思伤脾，怒胜思；湿伤肉，风胜湿；甘伤肉，酸胜甘。西方生燥，燥生金，金生辛，辛生肺，肺生皮毛，皮毛生肾，肺主鼻。其在天为燥，在地为金，在体为皮毛，在脏为肺，在色为白，在音为商，在声为哭，在变动为咳，在窍为鼻，在味为辛，在志为忧。忧伤肺，喜胜忧；热伤皮毛，寒胜热；辛伤皮毛，苦胜辛。北方生寒，寒生水，水生咸，咸生肾。肾生骨髓，髓生肝，肾主耳。其在天为寒，在地为水，在体为骨，在脏为肾，在色为黑，在音为羽，在声为呻，在变动为栗，在窍为耳，在味为咸，在志为恐。恐伤肾，思胜恐；寒伤血，燥胜寒；咸伤血，甘胜咸。故曰：天地者，万物之上下也；阴阳者，血气之男女也；左右者，阴阳之道路也；水火者，阴阳之征兆也；阴阳者，万物之能始也。故曰：阴在内，阳之守也；阳在外，阴之使也。天不足西北，故西北方阴也，而人右耳目不如左明也。地不满东南，故东南方阳也，而人左手足不如右强也。天气通于肺，地气通于嗌，风气通于肝，雷气通于心，谷气通于脾，雨气通于肾。阳之汗，以天地之雨名之；阳之气，以天地之疾风名之。暴气象雷，逆气象阳。形不足者，温之以气；精不足者，补之以味。其高者，因而越之。其下者，引而竭之。中满者，泻之于内；其有邪者，渍形以为汗；其在皮者，汗而发之；其慓悍者，按而收之。其实者，散而泻之。审其阴阳，以别柔刚，阳病治阴，阴病治阳。定其血气，各守其乡，血实宜决之，气虚宜掣引之（阴阳大论）。

彭按：壮火，亢阳也；少火，微阳也。旧作君相解，欠稳。

又按：仲景《伤寒论》自叙云撰用《素问》《九卷》《八十一难》《阴阳大论》《胎胪药录》四种，而不及《灵枢》。今《胎胪药录》不少概见，而《阴阳大论》一书并入《素问》内，后人循名而论，自然《素问》是真，《灵枢》是假。及细读之，《素问》内不乏浅陋之语，而《灵枢》中亦有神化之言，要之《灵枢》即从《素问》内分出无疑。

夫天以阴阳五行化生万物，气以成形，而理亦赋焉。故天食人以五气，五气偏胜则病；地食人以五味，五味偏胜则病。人具五志，五志偏用则病，病变千端，总不能外此而生。其治之之法，不过以所胜平之，真所谓要言不烦，入理最深者也。此本是专书，并非《素问》中一论，且夕咀含，至味乃出。

太阴阳明为表里，脾胃是也。生病而异何也？曰：阴阳异位，更虚更实，更逆更从，或从内，或从外，所从不同，故病异名也。阳者，天气也，主外；阴者，地气也，主内。阳道实，阴道虚。故犯贼风虚邪者，阳受之；食饮不节，起居不时者，阴受之。阳受之则入六腑，阴受之则入五脏。入六腑则身热，不时卧，上为喘呼；入五脏则䐜满闭塞，下为飧泄，久为肠澼。喉主天气，咽主地气，阳受风气，阴受湿气。阴气从足上行至头而下行，循臂至指端，阳气从手上行至头而下行至足，故阳病者上行极而下，阴病者下行极而上。伤于风者，上先受之；伤于湿者，下先受之。脾病而四肢不用何也？曰：四肢皆禀气于胃，而不得至经，必因于脾，乃得禀也。今脾病不能为胃行其津液，四肢不得禀水谷气，气日以衰，脉道不利，筋骨肌肉，皆无气以生，故不用焉。脾不主时何也？曰：脾者，土也，治中央，常以四时长四脏，各十八日寄治，不得独主于时也。脾与胃以膜相连耳，而能为之行其津液，何也？曰：足太阴者，三阴也。其脉贯胃，属脾，络嗌，故太阴为之行气于三阴。阳明者，表也，五脏六腑之海也，亦为之行气于三阳。脏腑各因其经而受气于阳明，故为胃行其津液（《素·太阴阳明论》）。

仲景论中阳明病欲作痼瘕，是阳明转太阴也。转属阳明，是太阴转阳明也。与篇中更实更虚之说，正自相符，可信此为仲景所读之真经也。

东垣一生得力处，全在此篇。

三阴三阳，明明指十二经言也，但经脉自手太阴交手阳明，手阳明交足阳明，足阳明交足太阴，阴阳相贯，如环无端，断无越阴而专行三阳，越阳而专行三阴之理。末段问答，疑系后人所续。

又按：《神农本经》有健脾二字，而《素问》《灵》《难》

缺焉不讲。彭偶见蜂之酿蜜，日则取花置窠，夜则张翅扇之，薨薨有声，花遂成蜜。因想脾在胃外，其中央以膜连胃，两旁悬空，如翅时时鼓扇，以助胃底真阳熏蒸消谷，则所谓健者，乃动而不息之意也。此第率臆而谈，尚未知有当否。

今夫热病者，皆伤寒之类也。或愈或死，其死皆以六七日之间，其愈皆以十日以上者，何也？曰：巨阳者，诸阳之属也，其脉连于风府，故为诸阳主气也。人之伤于寒也，则为病热，热虽甚不死。其两感于寒而病者，必不免于死。伤寒一日，巨阳受之，故头项痛，腰脊强；二日，阳明受之，阳明主肉，其脉侠鼻，络于口，故身热，目痛而鼻干，不得卧也；三日，少阳受之，少阳主胆，其脉循胁，络于耳，故胸胁痛而耳聋。三阳经络皆受其病，而未入于脏者，故可汗而已。四日，太阴受之，太阴脉布胃中，络于嗌，故腹满而嗌干；五日，少阴受之，少阴脉贯肾，络于肺，系舌本，故口燥舌干而渴；六日，厥阴受之，厥阴脉循阴器而络于肝，故烦满而囊缩。三阴三阳、五脏六腑皆受病，荣卫不行，五脏不通则死矣。其不两感于寒者，七日巨阳病衰，头痛少愈；八日阳明病衰，身热少愈；九日少阳病衰，耳聋微闻；十日太阴病衰，腹减如故，则思饮食；十一日少阴病衰，渴止不满，舌干已而嚏；十二日厥阴病衰，囊纵，少腹微下，大气皆去，病日已矣。治之各通其脏脉，病日衰已矣。其未满三日者，可汗而已；其已满三日者，可泄而已。病热少愈，食肉则复，多食则遗，此其禁也。两感于寒者，病一日，则巨阳与少阴俱病，则头痛、口干而烦满；二日，阳明与太阴俱病，则腹满、身热、不欲食、谵言；三日，少阳与厥阴俱病，则耳聋，囊缩而厥，水浆不入，不知人，六日死。五脏已伤，六腑不通，荣卫不行，如是之后，三日乃死，何也？曰：阳明者，十二经脉之长也，其血气盛，故不知人三日，其气乃尽。凡病伤寒而成温者，先夏至日者为病温，后夏至日者为病暑，暑与汗皆出，勿止（《素·热论》）。

此论热病也。伤寒有五，热病乃其一耳。余俱散失，彭将《难经》补之，具于诊集中。

夫痎疟皆生于风，其蓄作有时者何也？曰：疟之始发也，先起于毫毛，伸欠乃作，寒栗鼓颔，腰脊俱痛，寒去则内外皆热，头痛如破，渴欲冷饮。何气使然？曰：阴阳上下交争，虚实更作，阴阳相移也。阳并于阴则阴实而阳虚，阳明虚则寒栗鼓颔也，巨阳虚则腰背头项痛，三阳俱虚则阴气胜，阴气胜则骨寒而痛，寒生于内，故中外皆寒。阳盛则外热，阴虚则内热，外内皆热则喘而渴，故欲冷饮也。此皆得之夏伤于暑，热气盛，藏于皮肤之内，肠胃之外，此营气之所舍也。此令人汗空疏，腠理开，因得秋气，汗出遇风，及得之以浴，水气舍于皮肤之内，与卫气并居。卫气者，昼日行于阳，夜行于阴，此气得阳而外出，得阴而内薄，内外相薄，是以日作。其气之舍深，内薄于阴，阳气独发，阴邪内著，阴与阳争不得出，是以间日而作也。其作日晏与其日早者，何气使然？曰：邪气客于风府，循膂而下。卫气一日一夜大会于风府，其明日日下一节，故其作也晏。下至骶骨，其气上行，故作日益早也。其间日发者，由邪气内薄于五脏，横连膜原也。其道远，故间日乃作也。先寒而后热者，先伤于寒而后伤于风，名曰寒疟。先热而后寒者，先伤于风而后伤于寒，名曰温疟。其但热而不寒者，阴气先绝，阳气独发，则少气烦冤，手足热而欲呕，名曰瘅疟。经云：方其盛时必毁，因其衰也，事必大昌。疟之未发也，阴未并阳，阳未并阴，因而调之，真气得安，邪气乃亡（《素·疟论》）。

风者善行而数变，藏于皮肤之间，内不得通，外不得泄，腠理开则洒然寒，闭则热而闷。其寒也则衰饮食，其热也则消肌肉，使人怢栗而不能食，名寒热。风气与阳明入胃，循脉而上至目内眦，其人肥则风气不得外泄，则为热中而目黄；人瘦则外泄而寒，则为寒中而泣出。风气由太阳而入，行诸脉俞，散于分肉之间，与卫气相干，其道不利，使肌肉膜䐃而有疡，卫气有所凝而不行，故其肉有不仁也。风气客于脉而不去，营气热胕，皮肤疡溃，其气不清，使鼻柱坏而色败，名曰疠风，或名寒热。风各从其门户所中，则为偏风。风气循风府而上，则为脑风；风入系头，则为目风、眼寒；饮酒中风，则为漏风；入房汗出中风，则为内风；新沐中风，则为首风；久风入中，则为肠风、飧泄；外在腠理，则为泄风。故风者百病之长，变化无常也（《素·风论》）。

风寒湿三气杂至，合而为痹也。其风气胜者为行痹，寒气胜者为痛痹，湿气胜者为著痹也。其风气胜者，易已；其入脏者，死（《素·痹论》）。

肺热叶焦，则皮毛虚弱急薄者，著则生痿躄也。心气热，则下脉厥而上，上则下脉虚，虚则生脉痿，枢折挈，胫纵不任地也。肝气热，则胆泄口苦，筋膜干，筋膜干则筋急而挛，发为筋痿。脾气热，则胃干而渴，肌肉不仁，发为肉痿。肾气热，则腰脊不举，骨枯而髓减，发为骨痿。肺者，脏之长，为心之盖也，所求不得，则发肺鸣，鸣则肺热叶焦，故五脏因肺热叶焦发为痿躄也。悲哀太甚则包络绝，绝则阳气内动，发则心下崩，数溲血也。大经空虚，发为肌痹，传为脉痿。思想无穷，所愿不得，意淫于外，入房太甚，宗筋弛纵，发为筋痿，及为白淫，生于肝使内也。有渐于湿，以水为事，肌肉濡渍，痹而不仁，发为肉痿，得之湿地也。远行劳倦，大热而渴，阳气内伐，热舍于肾，水不胜火，骨枯而髓虚，故足不任身，发为骨痿，生于大热也。肺热者，色白而毛败；心热者，色赤而络脉溢；肝热者，色苍而爪枯；脾热者，色黄而肉蠕动；肾热者，色黑而齿槁。治痿独取阳明，何也？阳明者，五脏六腑之海，主润宗筋，主束骨而利机关也。冲脉者，经脉之海也，主渗灌谿谷，与阳明合于宗筋，阴阳总宗筋之会，会于气街，而阳明为之长，皆属于带脉而络于督脉，故阳明虚则宗筋纵，带脉不引，足痿不用也（《素·痿论》）。

手屈而不伸者，其病在筋；伸而不屈者，其病在骨（《灵·骨痹、终始》）。

营气虚则不仁，卫气虚则不用（《素·逆调论》）。

肺心有邪，其气留于两肘；肝有邪，其气流于两腋；脾有邪，其气留于两髀；肾有邪，其气留于两腘（《灵·邪客》）。

血之与气，并走于上，则为大厥，厥则暴死。气复反则生，不反则死（《素·调经论》）。

所谓人中为瘖者，阳盛阴衰也。内夺而厥，则为瘖痱，此肾虚也。少阴不至者，厥也（阴衰之阴，传本误作已，音相近也）（《素·脉解》）。

大怒则形气绝而血菀于上，使人暴厥（暴，传本误作薄，音相近也）（《素·生气通天论》）。

以上三节论厥病。厥者，逆也，下脉逆而上也。逆上则暴死。据经所论，一由于肝，一由于肾，初未尝及于风也。今人见此症俱称中风，而用风药，不知风药多升，益增其逆矣。至若《伤寒论》中所称之厥，乃手足逆冷，阴阳二气不相顺接

· 38 ·

之逆，与此不同。

起居不节，用力过度，则络脉伤。阳络伤则血外溢，血外溢则衄血；阴络伤则血内溢，血内溢则后血。肠胃之络伤则血溢于肠外，肠外有寒汁沫，与血相搏，则并合凝聚不得散而积成矣（《素·百病始生》）。

久视伤血，久卧伤气，久坐伤肉，久立伤骨，久行伤筋，是为五劳所伤（《素·宣明五气》）。

天有宿度，地有经水，人有经脉。天地温和则经水安静，天寒地冻则经水凝泣，天暑地热则经水沸溢，卒风暴起则经水波涌而陇起。夫邪之入于脉也，寒则血凝泣，暑则气淖泽，虚邪（即风邪）因而入客，亦如经水之得风也。经之动脉，其至也亦时陇起，其行于脉中循循然，其至寸口中手也，时大时小，大则邪至，小则平，其行无常处，在阴与阳不可为度（《素·离合真邪论》）。

怒则气上，喜则气缓，悲则气消，恐则气下，寒则气收，炅则气泄，惊则气乱，劳则气耗，思则气结。九气不同，何病之生？曰：怒则气逆，甚则呕血及飧泄，故气上矣。喜则气和志达，营卫通利，故气缓矣。悲则心系急，肺布叶举，而上焦不通，营卫不散，热气在中，故气消矣。恐则精却，却则上焦闭，闭则气还，还则下焦胀，故气不行矣。寒则腠理闭，气不行，故气收矣。热则腠理开，营卫通，汗大泄，故气泄矣。惊则心无所倚，神无所归，虑无所定，故气乱矣。劳则喘息汗出，外内皆越，故气耗矣。思则心有所存，神有所归，正气留而不行，故气结矣（《素·举痛论》）。

人有逆气不得卧，而息有音者，是阳明之逆也。足阳明之脉下行，今逆而上行，故息有音也。《下经》曰：胃不和则卧不安。此之谓也。起居如故，而息有音，此肺之络脉逆也。络脉之病人也微，故起居如故也。有不得卧，卧则喘者，是水气之客也。肾者，水脏，主津液，并主卧与喘也（《素·逆调论》）。

五脏六腑皆令人咳，非独肺也。肺咳之状，咳而喘息有音，甚则唾血。心咳之状，咳则心痛，喉中介介如梗状，甚则嗌肿、喉痹。肝咳之状，咳则两胁下痛，甚则不可以转，转则两胠下满。脾咳之状，咳而右胁下痛，隐隐引肩背，甚则不可以动，动则咳剧。肾咳之状，咳则腰背相引而痛，甚则咳涎（《素·咳论》）。

此非空谈也。考《经脉》篇，肝络注肺，肾脉入肺，心脉连肺，除本经自病外，三脏阴亏，不能吸阳，致虚阳射肺作咳者颇多，细察脉证自得。

水与肤胀、鼓胀、肠覃、石瘕、石水，何以别之？曰：水始起也，目窠上微肿，如新卧起之状，其颈脉动，时咳，阴股间寒，足胫肿，腹乃大，其水已成矣。以手按其腹，随手而起,如裹水之状,此其候也。肤胀者,寒气客于皮肤之间,鼙鼙然不坚,腹大,身尽肿,皮厚,按其腹,窅而不起,腹色不变,此其候也。鼓胀者,腹胀,身皆大,大与肤胀等也,色苍黄,腹筋起,此其候也。肠覃者,寒气客于肠外,与卫气相搏,气不得营,因有所系,癖而内著,恶气乃起,息肉乃生,其始生也,大如鸡卵,稍以益大,至其成,如怀子之状,久者离岁,按之则坚,推之则移,月事以时下。石瘕生于胞中,寒气客于子门,子门闭塞,气不得通,恶血当泻不泻,衃以留止,日以益大,状如怀子,月事不以时下,皆生于女子,可导而下(《灵·水胀》)。

帝曰:其有不从毫毛生,五脏阳已竭也。津液充郭,其魄独居,精孤于内,气耗于外,形不可与衣相保,此四极急而动中,是气拒于内而形施于外,治之奈何?岐伯曰:平治以权衡,去菀陈莝,微动四极,温衣,缪刺其处,以复其形,开鬼门,洁净府,精以时复,五阳已布,疏涤五脏,故精自生,形自盛,骨肉相保,巨气乃平(《素·汤液醪醴》)。

肾者,胃之关也。关门不利,故聚水而从其类也。其本在肾,其末在肺,皆聚水也(《素·水热穴》)。

面肿曰风,足胫肿曰水,目黄者黄疸,已食如饥者胃疸(《素·平人气象》)。

阳引而上,卫外者也。因于寒,欲如运枢,起居如惊,神气乃浮。因于暑，汗，烦则喘喝，静则多言，体若燔炭，汗出而散。因于湿，首如裹，湿热不攘，大筋緛短，小筋弛长，緛短为拘，弛长为痿。因于气，为肿，四维相代，阳气乃竭。阳气者，烦劳则张，精绝，辟积于夏，使人煎厥。目盲不可以视，耳闭不可以听，溃溃乎若坏都，汩汩乎不可止。有伤于筋，纵，其若不容，汗出偏沮，使人偏枯。汗出见湿，乃生痤疿。膏粱之变，足生大丁，受如持虚。劳汗当风，寒薄为皶，郁乃痤。阳气者，精则养神，柔则养筋，开阖不得，寒气从之，乃生大偻。陷脉为瘘，留连肉腠，俞气化薄，传为善畏，及为惊骇。营气不从，逆于肉理，乃生痈肿。魄汗未尽，形弱而气烁，穴俞以闭，发为风疟。故风者，百病之始也。清静则肉腠闭拒，虽有大风苛毒，莫之能害，此因时之序也。阴者，藏精而起亟（二字疑误）也；阳者，卫外而为固也。阴不胜其阳，则脉流疾薄，并乃狂；阳不胜其阴，则五脏气争，九窍不通。风客淫气，精乃亡，邪伤肝也。因而饱食，筋脉横解，肠澼为痔。因而大饮，则气逆。因而强力，肾气乃伤，高骨乃坏。凡阴阳之要，阳密乃固。阳强不能密，阴气乃绝；阴平阳秘，精神乃治；阴阳离决，精气乃绝（《素·生气通天》）。

二阳（阳明）之病发心脾，有不得隐曲，女子不月；其传为风消，其传为息贲者，死不治。三阳（太阳）为病发寒热，下为痈肿，及为痿厥，腨痡；其传为索泽，其传为颓疝。一阳（少阳）发病，少气，善咳，善泄；其传为心掣，其传为隔。二阳一阴（厥阴）发病，主惊骇、背痛、善噫、善欠，名曰风厥。二阴（少阴）一阳发病，善胀，心满善气。三阳三阴（太阴）发病，为偏枯痿易，四肢不举（《素·阴阳别论》）。

彭按：二阳指阳明经言，不指脏腑言。二阳之病发心脾者，阳明为多血之经，而血乃水谷之精气，假心火煅炼而成。忧愁思虑伤心，困及其子，不嗜饮食，血即无以资生，而阳明病矣。夫前阴总宗筋之所会，会于气街，而阳明为之长，故阳明病则阳事衰而不得隐曲也。太冲为血海，并阳明之经而行，故阳明病则冲脉衰，而女子不月也。

心移寒于肺，肺消。肺消者饮一溲二，死不治。肺移寒于肾，为涌水。涌水者，按腹不坚，疾行则鸣，濯濯如囊裹浆，水气客于大肠也。心移热于肺，传为鬲消。胞移热于膀胱则癃，溺血。膀胱移热于小肠，鬲肠不便，上为口糜。大肠移热于胃，善食而瘦，谓之食亦。胃移热于胆，亦曰食亦。胆移热于脑则辛頞。鼻渊者，浊涕下不止也，传为衄、衊、瞑目（《素·气厥论》）。

少阴气至则啮舌，少阳气至则啮颊，阳明气至则啮唇（《灵·口问》）。

泄凡有五。胃泄者，饮食不化，色黄（饮食入胃，从胃至小肠，渐渐变化。未及变化而出，知其病在胃。胃乃脾之腑，属土，故色黄）。脾泄者，腹胀，满泄注，食即呕吐逆（即太阴病也论云：太阴之为病，腹满而吐，食不下，自利益甚，时腹自痛）。大肠泄者，食已窘迫，大便色白，肠鸣切痛（大肠乃肺之腑，属金，故色白）。小肠泄者，溲而便脓血，少腹痛（小肠为心之腑，属火，故便脓血。溲谓小便不闭）。大瘕泄者，里急后重，数至圊而不能便，茎中痛，名曰后重（瘕，结也。谓有凝结而成此。独言后重，则小肠泄之不后重可知矣）（五十七难）。

狂疾之始发，少卧而不饥，自高贤也，自辨智也，自倨贵也，妄笑好歌乐，妄行不休是也。癫疾始发，意不乐，僵仆直视，其脉三部阴阳俱盛是也（五十九难）。

诸风掉眩，皆属于肝；诸寒收引，皆属于肾；诸气膹郁，皆属于肺；诸湿肿满，皆属于脾；诸热瞀瘛，皆属于火；诸痛痒疮，皆属于心；诸厥固泄，皆属于下；诸痿喘呕，皆属于上；诸禁鼓栗，如丧神守，皆属于火；诸痉项强，皆属于湿；诸逆冲上，皆属于火；诸胀腹大，皆属于热；诸躁狂越，皆属于火；诸暴强直，皆属于风；诸病有声，鼓之如鼓，皆属于热；诸病胕肿，疼酸惊骇，皆属于火；诸转反戾，水液浑浊，皆属于热；诸病水液，澄澈清冷，皆属于寒；诸呕吐酸，暴注下迫，皆属于热（《素·至真要大论》）。

此十九条乃业医之捷径也，历代名医无不熟读引用，河间刘氏尤奉为至宝，疏为《直格》。彭窃疑之，何则病同而虚实寒热不尽同，所以望闻问切不可偏废。既见一证，必须合诸现证而参观之，而后病之真情始得。若以皆属两字概之，则立十九方治之足矣。察脉辨证，俱为虚设，治病果若是之易易耶？即如诸胀腹大，实则为阳明属热，虚则为太阴属寒，何可云皆属于火？诸胕肿，有水之始起，属肾脏虚寒，更有气虚下坠，湿气外侵，何可云皆属于火？诸病有声，鼓之如鼓，如果皆属于火，何仲景于腹中雷鸣下利，偏用生姜泻心汤，寒热并施也？诸病水液，澄澈清冷，如果皆属于寒，何仲景于下利清水，色纯青，口干舌燥者，且用大承气汤急下之也？诸呕吐酸一症，丹溪主火，东垣主寒，施之于病，各有应验，则皆属于热之说，亦良非定论矣。种种一偏之见，实出粗工伪造，彭细拈出，与有识者共商之。

诊　集

病不出外因五气相感，内因脏腑偏胜，诊得其因方可论治。若云某脉头痛，某脉脚痛，不及病因者徒夸，不问知患暂骇人听，终无实效，概置不录。

尺内两旁，则季胁也，尺外以候肾，尺内以候腹。中附上，左外以候肝，内以候鬲；右外以候胃，内以候脾。上附上，右外以候肺，内以候胸中；左外以候心，内以候膻中。前以候前，后以候后。上竟上者，胸喉中事也；下竟下者，少腹腰股膝胫足中事也（《素·脉要精微》）。

此分候五脏之定位也，其内外两字难解。一说，诊脉其手必伸，当以近尺泽处为内，近鱼际处为外。若然，则肝在鬲下，而云外以候肝，内以候鬲；在膻中之下，而云外以候心，内以候膻中，则与上以候上、下以候下之说左矣。一说，人之端拱，则当以近尺泽处为外，近鱼际处为内，若然，则心肝两句与上以候上、下以候下适相合，而与前以候前、后以候后不相谋矣。彭窃以为内外者，即前以候前，后以候后也。盖人身背为阳，腹为阴，人垂两手，以掌向前，则手之三阴在前，三阳在后，与腹背相应。近身后为外，其脉应在沉部，以沉脉近后故也；近身前为内，其脉应在浮部，以浮脉近前故也。如肾与腹中同在尺部上见，而肾在腹中之后，故尺之沉部候肾，尺之浮部候腹中。附上者，掌后寸许，按之有高骨陇起是也，即名关上。肝与鬲同在左附上见，而肝在鬲之后，故左附上沉部候肝，浮部候鬲；脾与胃同在右附上见，而脾在胃之前，故右附上沉部候胃，浮部候脾。上附上，即寸部也。肺近后，胸近前，故右上附沉部候肺，浮部候胸中；心近后，膻中近前，故左上附沉部候心，浮部候膻中。如是则前后俱合矣。

独小者病，独大者病，独疾者病，独迟者病，独热（疑作滑）者病，独寒（疑作涩）者病，独陷下者病（《素·三部九候》）。

此数语乃诊病之要诀。鄙者恐世尽知，竟以寒热易去经文二字，殊属无解。

诸急多寒，缓者多热；大者多气少血，小者血气皆少；滑者阳气盛，微有热；涩者多血少气，微有寒（《灵·邪气脏腑病形》）。

急，紧也，非弦也。仲景云：脉浮而紧者，名曰弦也。弦者，状如弓弦，按之不移也。脉紧者，如转索之无常也。缓者，弱也，非迟也，故主热。

尺寸者，脉之大要会也。从关至尺名尺内，阴之所治也；从关至鱼名寸口，阳之所治也（二难）。

尺寸分阴阳，仲景亦宗此法。

关之前者，阳之动也，当见九分而浮，过曰太过，减曰不及，上鱼为溢，为外关内格，此阴乘脉也。关之后者，阴之动也，当见一寸而沉，过曰太过，减曰不及，入尺为覆，为内关外格，此阳乘脉也，是真脏之脉，不病而死也（三难）。

覆溢为真脏死脉，未必尽应，其尺寸应见长短，不可不知，故录之。

呼出心与肺，吸入肝与肾。呼吸之间，脾受谷味也。其脉在中，浮者，阳也；沉者，阴也。心肺俱浮，浮而大散者，心也；浮而短涩者，肺也。肾肝俱沉，牢而长者，肝也；按之濡，举指来实者，肾也。脾在中州，故脉亦在中。六脉者，浮、沉、长、短、滑、涩也。浮、滑、长，阳也。沉、短、涩，阴也。脉有一阴一阳者，沉而滑；一阴二阳者，沉而滑长也；一阴三阳者，浮滑而长，时一沉也，各以其经名病逆从也（四难）。

首四句乃人身机括灵动处，当细玩之。

脉有伏匿者，谓脉居阴部而反阳脉见者，为阳乘阴也，虽时沉涩而短，此阳中伏阴也。脉居阳部而反阴脉见者，为阴乘阳也，虽时浮滑而长，此阴中伏阳也。重阳者，狂；重阴者，癫；脱阳者，见鬼；脱阴者，目盲（二十难）。

初持脉时，如三菽之重，与皮毛相得者，肺部也。如六菽之重，与血脉相得者，心部也。如十二菽之重，与筋平者，肝部也。按之至与骨，举指来疾者，肾部也（五难）。

浮之损小，沉之实大，阴盛阳虚也。沉之损小，浮之实大，阳盛阴虚也（六难）。

春弦夏钩，秋毛冬石者，四时之脉也。春脉濡弱而长，故曰弦；夏脉来疾去迟，故曰钩；秋脉轻虚以浮，故曰毛；冬脉沉濡而滑，故曰石（十五难）。

春脉如弦。春脉者，肝也，东方木也，万物之所以始生也。其来濡弱轻虚而滑,端直以长,故曰弦。若来实而强,此为太过,病在外;其来不实而微,此为不及,病在中。太过则令人善忘,忽忽眩冒而颠疾;其不及则令人胸痛引背,下则两胁胠满。夏脉如钩。夏脉者,心也,南方火也,万物之所以盛长也。其来盛去衰,故曰钩。若来盛去亦盛,此为太过,病在外;其来不盛,去反盛,此为不及,病在中。太过则令人身热而肤痛,为浸淫;其不及则令人烦心,上见咳唾,下为气泄。秋脉如浮。秋脉者,肺也,西方金也,万物之所以收成也。其来轻虚以浮,来急去散,故曰浮。若来毛而中央坚两旁虚,此为太过,病在外;其来毛而微,此为不及,病在中。太过则令人逆气而背痛,愠愠然,其不及则令人喘,呼吸少气而咳,上气见血,下闻病音。冬脉如营。冬脉者,肾也,北方水也,万物之所以合藏也。其来沉以搏,故曰营。若来如弹石,此为太过,病在外;其去如数者,此为不及,病在中。太过则令人解㑊,脊脉痛而少气,不欲言;其不及则令人心悬如病饥,䏚中清,脊中痛,少腹满,小便变。脾脉者,土也,孤脏,以灌四旁者也。善者不得见,恶者可见。其来如水之流者,此为太过,病在外;如鸟之喙者,此为不及,病在中。太过则令人四支不举;其不及则令人九窍不通,名曰重强(《素·王机真脏》)。

春胃微弦曰平,弦多胃少曰肝病,但弦无胃曰死(脉弱以滑，是有胃气。出《素·玉机真脏》）。胃而有毛曰秋病，毛甚曰今病，脏真散于肝，肝藏筋膜之气也。夏胃微钩曰平，钩多胃少曰心病，但钩无胃曰死。胃而有石曰冬病，石甚曰今病，脏真通于心，心藏血脉之气也。长夏胃微软弱曰平，弱多胃少曰脾病，但代无胃曰死。软弱有石曰冬病，石甚曰今病，脏真濡于脾，脾藏肌肉之气也。秋胃微毛曰平，毛多胃少曰肺病，但毛无胃曰死。毛而有弦曰春病，弦甚曰今病，脏真高于肺，以行营卫阴阳也。冬胃微石曰平，石多胃少曰肾病，但石无胃曰死。石而有钩曰夏病，钩甚曰今病，脏真下于肾，肾藏骨髓之气也（《素·平人气象》）。

经言：见其色而不得其脉，反得相胜之脉者即死，得相生之脉者病即自已。何谓也？曰：五脏有五色，皆见于面，当与脉相应。假令色青，脉当弦而急；色赤，脉当浮大而散；色黄，脉当中缓而大；色白，脉当浮涩而短；色黑，脉当沉濡而滑，此为相应也。五脏各有声色臭味，皆当与脉相应。其不应者，病也。假令色青（肝木），其脉浮涩而短（肺金克肝木），若大而缓（脾土，肝木克之），为相胜；或浮大而散（心火乃肝木所生），或小而滑（肾水能生肝木），为相生也（十三难）。

《十变》言肝色青，其臭臊，其味酸，其声呼，其液泣。心色赤，其臭焦，其味苦，其声言，其液汗。脾色黄，其臭香，其味甘，其声歌，其液涎。肺色白，其臭腥，其味辛，其声哭，其液涕。肾色黑，其臭腐，其味咸，其声呻，其液唾。（三十四难）。

肝主色，心主臭，脾主味，肺主声，肾主液（四十难）。

假令得肝脉，其外证善洁，面青，善怒；其内证齐左有动气，按之牢若痛。其病四支满闭，淋溲便难，转筋。有是者，肝也；无是者，非也。假令得心脉，其外证面赤，口干，善笑；其内证齐上有动气，按之牢若痛。其病烦心，心痛，掌中热而宛。有是者，心也；无是者，非也。假令得脾脉，其外证面黄，善噫，善思，善味；其内证当齐有动气，按之牢若痛。其病腹胀满，食不消，体重节痛，怠惰嗜卧，四支不收。有是者，脾也；无是者，非也。假令得肺脉，其外证面白，善嚏，悲愁不乐，欲哭；其内证齐右有动气，按之牢若痛。其病喘咳，洒淅寒热。有是者，肺也；无是者，非也。假令得肾脉，其外证面黑，善恐欠；其内证齐下有动气，按之牢若痛。其病逆气，小腹急痛，泄如下重，足胫寒而逆。有是者，肾也，无是者，非也。（十六难）。

心脉搏坚而长，当病舌卷不能言；其软而散者，当消环自己。肺脉搏坚而长，当病唾血；其软而散者，当病灌汗，至今不复也。肝脉搏坚而长，色不青，当病坠若搏，因血在胁下，令人喘逆；其软而散，色泽者，当病溢饮。溢者，渴暴多饮而易入于肌皮肠胃之外也。胃脉搏坚而长，其色赤，当病折髀；其软而散者，当病食痹。脾脉搏坚而长，其色黄，当病少气；其软而散，色不泽者，当病足胻肿，若水状也。肾脉搏坚而长，其色黄而赤者，当病折腰；其软而散者，当病少血，至令不复也。粗大者，阴不足，阳有余，为热中也。来疾去徐，上实下虚，为厥巅疾；来徐去疾，上虚下实，为恶风也。沉细数者，少阴厥也；浮而散者，为眴仆（《素·脉要精微》）。

寸口脉沉而横，曰胁下有积，腹中有横积痛。脉急曰疝瘕，少腹痛。脉滑曰风，脉涩曰痹，缓而滑曰热中，盛而紧曰胀。尺脉缓涩谓之解㑊安卧；脉盛，谓之脱血。尺涩脉滑，谓之多汗；尺寒脉细，谓之后泄；尺粗常热，谓之热中（《素·平人气象》）。

结阳者肿四支，结阴者便血。阴阳结，多阴少阳，曰石水，少腹肿。二阳结谓之消，三阳结谓之隔，三阴结谓之水，一阴一阳结谓之喉痹。阴搏阳别，谓之有子。阴阳虚，肠澼，死。阳加于阴谓之汗，阴虚阳搏谓之崩（《素·阴阳别》）。

阴搏阳别，王太仆云：阴尺中也。搏谓搏触于手也。尺脉搏击与寸脉迥别，孕子兆也。此为确论。盖胎在腹中，则气血护胎，自然盛于腹中，尺里以候腹中，尺独搏击，与寸迥别，理固然也。推之左搏为男，右搏为女，理亦无二。而丹溪独云，以医人之左右手而言，则医人之手以左诊右，以右诊左。

又是妊妇之左搏为女，右搏为男矣。想亦试验而云，然不敢妄以为非。

妇人足少阴脉动甚者，妊子也（《素·平人气象》）。

动者，大如豆粒，厥厥动摇也。王太仆作手少阴脉，在掌后，锐骨下陷中，直对小指，非太渊脉，谅必有所据。全元起作足少阴于尺内，求之尺里，以候腹中，尤为近理。

何以知怀子之且生也？曰：身有病而无邪脉也（《素·腹中论》）。

女子以肾系胞，三部浮沉正等，按之不绝者，妊子也。

彭按：人秉不同，脉亦各异。娠妇有见动脉者，有不见动脉者，有见搏击者，有不见搏击者，总之尺脉坚实与寸脉迥别为据耳。列有尺寸同等，而亦怀娠者，当于浮沉求之。其按之不绝者，肾实也。

人一呼脉再动，一吸脉再动，呼吸定息脉五动，名曰平人。一呼脉一动，一吸脉一动，曰少气。一呼脉三动，一吸脉三动而躁，尺热曰病温，尺不热，脉滑，曰病风；脉涩曰痹（温、风、痹三句俱顶三动来，句句有数字在内）。一呼脉四动以上曰死，脉绝不至曰死，乍疏乍数曰死（《素·平人气象》）。

经言：脉有损至，何谓也？曰：一呼再至曰平，三至曰离经，四至曰夺精，五至曰死，六至曰命绝，此至之脉也。一呼一至曰离经，再呼一至曰夺精，三呼一至曰死，四呼一至曰命绝，此损之脉也。至脉从下上，损脉从上下也。一损损于皮毛，皮聚而毛落；二损损于血脉，血脉虚少，不能营于五脏六腑；三损损于肌肉，肌肉消瘦，饮食不能为肌肤；四损损于筋，筋缓不能自收持；五损损于骨，骨痿不能起于床。从上下者骨痿，不能起于床者死。从下上者，皮聚而毛落者，死。损其肺者，益其气；损其心者，调其营卫；损其脾者，调其饮食，适其寒温；损其肝者，缓其中；损其肾者，益其精，此治损法也（十四难）。

东垣云：虚损之疾，寒热因虚而感也。感寒则损阳，上损渐及于下，治宜辛甘淡，过于胃则不可治也。感热则损阴，下损渐及于上，治宜苦酸咸，过于脾则不可治也。损及于下，妇人月水不通。故心肺损，其色弊；肝肾损，则形痿；脾胃损，则谷不化。吴门叶氏前辈云：食少便溏，损及中州，病已过半。此语尤为显快。

一呼三至，一吸三至为适。得病前大后小，即头痛目眩；前小后大，即胸满短气。一呼四至，一吸四至，病欲甚。脉洪大者苦满，沉细者腹中痛，滑者伤热，涩者中雾露（此四句俱顶四至来）。一呼五至，一吸五至，其人当困。沉细夜加，浮大昼加，不大不小，虽困可治。其有大小者，难治。一呼六至一吸六至者，死。沉细夜死，浮大昼死。一呼一至，一吸一至，名曰损，人虽能行，即当著床，血气皆不足故也。再呼一至，再吸一至，人虽能行，不久死也，名曰无魂，又曰行尸（十四难）。

数者，腑也。迟者，脏也。数则为热，迟则为寒。诸阳为热，诸阴为寒（九难）。

伤寒有五，有中风，有伤寒，有湿温，有热病，有温病。中风之脉，阳浮而滑，阴涩而弱；湿温之脉，阳浮而弱，阴小而急；伤寒之脉，阴阳俱盛而紧涩；热病之脉，阴阳俱浮，浮之而滑，沉之散涩；温病之脉，行在诸经，不知何经之动也。各随其经所在而取之（五十八难）。

邪气盛则实，精气夺则虚。肠澼便血，何如？身热则死，寒则生。肠澼下白沫，何如？脉沉则生，脉浮则死。肠澼下脓血，何如？脉悬绝则死，滑大则生。肠澼之属，身不热，脉不悬绝，何如？滑大者生，悬涩者死，以脏期之。癫疾何如？脉搏大滑久，自已；小坚急，死不治。消瘅何如？脉实大，病久可治；悬小坚，病久不可治（《素·通评虚实》）。

少阳之至，乍大乍小，乍短乍长；阳明之至，浮大而短，太阳之至，洪大而长；太阴之至，紧大而长；少阴之至，紧细而微；厥阴之至，沉短而敦。此非干脉，亦非病脉，皆王脉也。冬至后得甲子，少阳王；复得甲子，阳明王；复得甲子，太阳王；复得甲子，太阴王；复得甲子，少阴王；复得甲子，厥阴王，王各六十日。六六三百六十日，以成一岁。此三阳三阴之旺时日大要也（七难）。

寸口脉平而死者，生气独绝于内，谓肾间动脉也（八难）。

上部有脉，下部无脉，其人当吐不吐者，死。上部无脉，下部有脉，虽困，无能为害。人之有尺，犹树之有根，枝叶虽枯，根将自生。脉有根本，有元气，故知不死（十四难）。

经言：脉不满五十动而一止，一脏无气者，何脏也？曰：吸随阴入，呼因阳出。今吸不能至肾至肝而还，故知一脏者，肾脏也（十一难）。

数动一代者，病在阳之脉也，泄及便脓血（《素·脉要精微》）。

有所惊骇，脉不至。若喑，不治自已（《素·大奇论》）。

诸疟而脉不见，刺十指间出血，血出必已（《灵·刺疟论》）。

病若闭目不欲见人者，当得肝脉强急而长，反得肺脉浮短而涩者，死也。病若开目而渴，心下牢者，脉当紧实而数，反得沉涩而微者，死也。病若吐血衄衊，脉当沉细，反浮大而牢者，死也。病若谵语妄言，身当有热，脉当洪大，而反手足厥逆，脉沉细而微者，死也。病若大腹而泄，脉当微细而涩，反紧大而滑者，死也（十七难）。

右胁有积气,肺脉当结,结甚则积甚,结微则积微。不见结脉,当得沉伏,其外痼疾同法。结者,脉来去时一止,无常数也。伏者,脉行筋下也。浮者,脉在肉上行也。左右表里皆相应,假令脉结伏而内无积聚,脉浮结而外无痼疾,或内有积聚而脉不结伏,外有痼疾而脉不浮结,是为脉不应病,病不应脉,死(十八难)。

男子尺脉恒弱,女子尺脉恒盛。男得女脉为不足,病在内,左得之病在左,右得之病在右;女得男脉为太过,病在四支,左得之病在左,右得之病在右(十九难)。

真肝脉至,中外急如循刀刃,责责然如按琴弦,色青白不泽,死。真心脉至,坚而搏,如循薏苡子,累然,色赤黑不泽,死。真肺脉至,大而虚,如以毛羽中,人肤色白赤不泽,死。真肾脉至,搏而绝,如指弹石辟辟然,色黄黑不泽,死。真脾脉至,弱而乍数乍疏,色黄青不泽,死(《素·玉机真脏》)。

脉出于气口,色见于明堂(《灵·五阅五使》)。

明堂者,鼻也(脾土)。阙者,眉间也(肝木)。庭者,颜也(额上,心火)。蕃者,颊侧也(肺金)。蔽者,耳门也(肾水)。赤色出两颧,大如拇指者,病虽小愈,必卒死(颧属肺金,赤属心火,火来克金,故曰必死)。黑色出于庭,大如拇指,必不病而卒死(庭属心火,黑为水色,水来克火，故曰必死。此一隅之举也。余部可以类推（《灵·五色论》）。

瞳子高者，太阳不足（津液不足）。戴眼者，太阳已绝（《素·三部九候论》）。

中盛脏满，气胜伤恐，声如从室中言者，是中气之湿也。言而微，终日乃复言者，此夺气也。衣被不敛，言语善恶，不避亲疏者，此神明之乱也。头者，精明之府，头倾视深，精神将夺矣。背者，胸中之府，背曲肩随，府将坏矣。腰者，肾之府，转摇不能，肾将惫矣。膝者，筋之府，屈伸不能，行则偻附，筋将惫矣。骨者，髓之府，不能久立，行则振掉，骨将惫矣。阴盛则梦涉大水恐惧，阳盛则梦大火燔灼，阴阳俱盛则梦相杀毁伤，上盛则梦飞，下盛则梦堕，甚饱则梦与，甚饥则梦取，肝气盛则梦怒，肺气盛则梦哭，短虫多则梦聚众，长虫多则梦相击毁伤（《素·脉要精微》）。

出入废则神机化灭，升降息则气立孤危（《素·六微旨》）。

治　集

《内经》治法，详于针灸，略于药饵。然其所论气味，大体已具。若能触类旁通，用之亦觉不竭耳。

阴之所生，本在五味，阴之五宫，伤在五味。味过于酸，肝气以津，脾气乃绝；味过于咸，大骨气劳，短肌，心气抑；味过于甘，心气喘满，色黑，肾气不衡；味过于苦，脾气不濡，胃气乃厚；味过于辛，筋脉沮弛，精神乃央（《素·生气通天论》）。

肝苦急，急食甘以缓之。心苦缓，急食酸以收之。脾苦湿，急食苦以燥之。肺苦气上逆，急食苦以泄之。肾苦燥，急食辛以润之。开腠理，致津液，通气也（《素·脏气法时论》）。

肝欲散，急食辛以散之，用辛补之，酸泻之。心欲软，急食咸以软之，用咸补之，甘泻之。脾欲缓，急食甘以缓之，用苦泻之，甘补之。肺欲收，急食酸以收之，用酸补之，辛泻之。肾欲坚，急食苦以坚之，用苦补之，咸泻之（同上）。

辛走气，气病无多食辛；咸走血，血病无多食咸；苦走骨，骨病无多食苦；甘走肉，肉病无多食甘；酸走筋，筋病无多食酸（《素·宣明五气》）。

多食咸，则血凝泣而色变；多食苦，则皮槁而毛拔；多食辛，则筋急而爪枯；多食酸，则肉胝䐢而唇揭；多食甘，则骨痛而发落（《素·五脏生成》）。

肝色青，宜食甘，粳米、牛肉、枣、葵皆甘。心色赤，宜食酸，小豆、犬肉、李、韭皆酸。肺色白，宜食苦，麦、羊、肉、杏、薤皆苦。脾色黄，宜食咸，大豆、豕、肉、栗、藿皆咸。肾色黑，宜食辛，黄黍、鸡肉、桃、葱皆辛。辛散，酸收，甘缓，苦坚，咸软。毒药攻邪，五谷为养，五果为助，五畜为益，五菜为充，补益精气（《素·脏气法时论》）。

君一臣二，奇之制也。君二臣四，偶之制也。君二臣三，奇之制也。君二臣六，偶之制也。近者奇之，远者偶之，汗者不以奇，下者不以偶。补上治上，制以缓，补下治下，制以急。急则气味厚，缓则气味薄。近而奇偶小其服，远而奇偶大其服。大者数少，小者数多。奇之不去，则偶之，是谓重方。偶之不去，则反佐以取之。所谓寒热温凉，反从其病也（《素·至真要大论》）。

君一臣二，制之小也。君一臣三佐五，制之中也。君一臣三佐九，制之大也。高者抑之，下者举之，有余拆之，不足补之。寒者热之，热者寒之，微者逆之，甚者从之，劳者温之，结者散之，急者缓之，收者散之，损者益之，惊者平之。逆者正治，从者反治。热因寒用，寒因热用，塞因塞用，通因通用。必伏其所主而先其所因。其始则同，其终则异。诸寒之而热者，取之阴；热之而寒者，取之阳。求其属也。

主病之谓君，佐君之谓臣，应臣之谓使，非上下三品之谓也（同上）。

此论治病之定法。其高者二句，更觉有味。前《阴阳大论》中，高者因而越之，下者引而竭之，治实邪法也。此高者抑之，下者举之，治虚气之升降也。喻嘉言云：人身阴阳，相抱不离，阳欲上脱，阴下吸之，则不能脱；阴欲下脱，阳上吸之，则不能脱。故气虚之人多下陷，阴虚之体多上升，治之者，不特补气补血已也，当用灵动之药，升降阴阳为妥。高者，其气多升少降，抑之者有镇坠一法，有潜伏一法，有纳气一法，有引阳归宅一法，何莫非抑之之义？下者，其气多降少升，举之者有升提清气一法，有用大气举之一法，有用诸角本乎天者，亲上一法，何莫非举之之义？读此觉东垣论升为春生之令，主生万物，降为秋冬之令，主杀万物之说犹偏而不全。

病在上，取之下，病在下，取之上，病在中，旁取之。治热以寒，温而行之；治寒以热，凉而行之；治温以清，冷而行之；治清以温，热而行之（《素·五常政大论》）。

大毒治病，十去其六；常毒治病，十去其七；小毒治病，十去其八；无毒治病，十去其九。谷肉果菜，食养尽之，无使过之，伤其正也。不尽，行复如法（同上）。

热无犯热，寒无犯寒。发表不远热，攻里不远寒。木郁达之，火郁发之，土郁夺之，金郁泄之，水郁折之（《素·六元正纪大论》）。

有病心腹满，旦食不能暮食，名为鼓胀，治以鸡矢醴，一剂知，二剂已。有治胸胁支满妨于食，病至先闻腥臊臭，出清液，先唾血，四支清，目眩，时时前后血，病名血枯。此得之年少时有所大脱血。若醉入房，中气竭，肝伤，故月事衰少不来，以四乌鲗骨一芦茹二物并合之，丸以雀卵，大如小豆，以五丸为后饭，饮以鲍鱼汁，利伤中及伤肝也（《素·腹中论》）。

此以《下经》未必真，而方则古矣，用甚有验，故录之。

有病怒狂者，生于阳也。阳气暴折而难决，故善怒也，病名阳厥。夫食入于阴，长气于阳，故夺其食即已，以生铁落为饮，生铁落下气疾也。有病身热，懈惰，汗出如浴，恶风，少气，病名酒风。治以泽泻、术各十分，麋衔五分，合以三指撮，为后饭（《素·病能论》）。

有病口甘者，此五气之溢也，名曰脾瘅，此人必数食甘美而多肥也。肥者令人内热，甘者令人中满，故其气上溢，转为消渴。治之以兰，除陈气也（《素·奇病论》）。

刺寒痹药熨法：用陈酒二十斤，蜀椒一斤，干姜一斤，桂心一斤，凡四种皆㕮咀，渍酒中，用绵絮一斤，细白布四丈，并内酒中，置酒马矢煴中，盖封涂，勿使泄，五日五夜出布絮绵，曝干之，干复渍，以尽其汁，每渍必晬其日乃出干。干，并用滓与绵絮复布，为复巾，长六七尺，为六七巾，用生桑炭炙巾，以熨寒痹所刺之处，令热入至于病所。寒，复炙巾以熨之，三十遍而止。汗出，以巾拭身，亦三十遍而止。起步内中，无见风。每刺必熨，此所谓纳热痹可已（《素·寿夭刚柔》)。

足阳明之筋病，卒口僻，急者目不合，热则筋纵，目不开。颊筋有寒则急引颊移口，有热则筋弛缓不收，故僻。治以马膏，膏其急者，以白酒和桂以涂其缓者，以桑钩钩之，即以桑炭置之坎中，高下以坐等，以膏熨急颊，且饮美酒，啖炙肉。不饮酒者，强之为之，三拊而已。治在燔针劫刺，以知为度(《灵·经筋》)。

人目不瞑者，卫气行于阳，不得入于阴也。行于阳则阳气盛，不得入于阴则阴虚，故目不瞑。饮以半夏汤一剂，阴阳通，其卧立至。其方以流水千里外者八升，扬之万遍，取其清五升，炊以苇薪，火沸，置秫一升，治半夏五合，徐炊，令至一升半，去滓。饮汁一小杯，日三，稍益，赤度，以知为度。其病新发者，覆杯即卧；久者，三饮而已(《灵·邪客》)。

附：运气辨

甲己之岁，土运统之；乙庚之岁，金运统之；丙辛之岁，水运统之；丁壬之岁，木运统之；戊癸之岁，火运统之(《天元纪》)。

天以六为节，地以五为制，君火以名，相火以位(同上)。

子午之岁，上见少阴，丑未之岁，上见太阴；寅申之岁，上见少阳；卯酉之岁，上见阳明；辰戌之岁，上见太阳；己亥之岁，上见厥阴（同上，上见又名司天）。

厥阴之上，风气主之；少阴之上，热气主之；太阴之上，湿气主之；少阳之上，相火主之；阳明之上，燥气主之；太阳之上，寒气主之（同上）。

彭思正误，必先正名，名正而误自见。如三阴三阳，人身之经脉名也，以其行于手足之阳，故谓之手足三阳，行于手足之阴，故谓之手足三阴。内连脏腑，有形有质，非若老少阴阳空论理气，可以到处配合也。又如在天为风，在地为木，在脏为肝；在天为热，在地为火，在脏为心；在天为湿，在地为土，在脏为脾；在天为燥，在地为金，在脏为肺；在天为寒，在地为水，在脏为肾，此是医经妙谛，即运气篇中亦尝引用，非以五行之气，天地人一线贯通有断断不可移易者耶！今乃云少阴之上，热气主之，则偏举其心而遗漏其肾矣。又云：太阴之上，湿气主之，则举偏其脾而遗漏其肺矣。若云阳明燥气，指大肠言，即所以言肺。太阳寒气指膀胱言，即所以言肾。若然，则同一论五行，何以论风热湿则以脏言？论寒燥独以腑言？无非欲勉强配合三阴三阳而已。况五行之外，硬添一火，谓其火有阴阳二种也，不思火有阴阳，金木水土独无阴阳二种乎？何以绝不分举也？且中见一条，明明指脏腑表里言，然亦颇有误处。若一指出，立见其谬，何？则少阴与太阳为表里者，心与小肠，肾与膀胱也。今论太阳，止曰寒气治之，中见少阴；论少阴，则曰热气治之，中见太阳，则是心与膀胱为表里也。错乱如此，可谓经文乎？然历代名医，除扁鹊、仲景外，无不引用，故录而辨之。

上见厥阴，左少阴，右太阳；见少阴，左太阴，右厥阴；见太阴，左少阳，右少阴；见少阳，左阳明，右太阴；见阳明，左太阳，右少阳；见太阳，左厥阴，右阳明（《素·五运行》此司天之左右间气）。

厥阴在上，则少阳在下，左阳明，右太阴。少阴在上，则阳明在下，左太阳，右少阳。太阴在上，则太阳在下，左厥阴，右阳明。少阳在上，则厥阴在下，左少阴，右太阳。阳明在上，则少阴在下，左太阳，右厥阴。太阳在上，则太阴在下，左少阳，右少阴（《素·五运行》，在下即在泉，在泉亦有左右间气）。

少阳之右，阳明治之；阳明之右，太阳治之；太阳之右，厥阴治之；厥阴之右，少阴治之；少阴之右，太阴治之；太阴之右，少阳治之。此谓气之标也（《六微旨》）。

少阳之上，火气治之，中见厥阴。阳明之上，燥气治之，中见太阴。太阳之上，寒气治之，中见少阴。厥阴之上，风气治之，中见少阳。少阴之上，热气治之，中见太阳。太阴之上，湿气治之，中见阳明。所谓本也，本之下中之见也。见之下，气之标也。天枢之上，天气主之；天枢之下，地气主之；气交之分，人气从之（同上）。

应天为天符，承岁为岁直，三合为治（《天元纪》）。

木运临卯，火运临午，土运临四季，金运临酉，水运临子，所谓岁，会气之平也（《六微旨》，岁会即岁直）。

土运之岁，上见太阴；火运之岁，上见少阳、少阴；金运之岁，上见阳明；木运之岁，上见厥阴；水运之岁，上见太阳。天与之会也（同上。天会即天符）。

天符与岁会合，此太乙天符也（同上）。

天符为执法，岁会为行令，太乙天符为贵人。中执法者，其病速而危；中行令者，其病徐而持；中贵人者，其病暴而死（同上）。

厥阴司天，其化以风；少阴司天，其化以热；太阴司天，其化以湿；少阳司天，其化以火；阳明司天，其化以燥；太阳司天，其化以寒，以所临脏位命其病也。地化同候，间气皆然。司左右者，是为间气主岁。纪岁、间气、纪步（《至真要大论》）。

果如此，治病只看历日足矣，何须诊脉？

显明（春分）之右，君火之位也。君火之右，退行一步（小满），相火治之。复行一步（大暑），土气治之。复行一步（秋分），金气治之。复行一步（小雪），水气治之。复行一步

（大寒），木气治之。复行一步，君火治之。相火之下，水气承之；水位之下，土气承之；土位之下，风气承之；风位之下，金气承之；金位之下，火气承之；君火之下，阴精承之。亢则害，承乃制（《六微旨》）。

按五行相生，木生火，火生土，土生金，金生水，水复生木。五行相克，木克土，土克水，水克火，火克金，金复克木。皆如环无端，此固天地自然之理也。自一火分为二火，五行变作六行，如环者断矣。五行旋转之余，忽赘君火之下，阴精承之，试问阴精下，又何物承之耶？

《六元正纪》一篇，以甲子排列年分，不异星卜选择之书，难以备录。约而言之，除天符岁直外，其论五运有三，曰大运、主运、客运。大运又名中运，主一岁之气，甲己土运为宫，乙庚金运为商，丙辛水运为羽，丁壬木运为角，戊癸火运为徵。阳年为太阴年，为少。欲知主运、客运，须明五运分步。大寒日交初运角（木），春分后第十三日交二运徵（火），芒种后十日交三运宫（土），处暑后七日交四运商（金），立冬后四日交终运羽（水）。阳年为太阴年，为少。如甲为阳年，土运太宫作主，太少相生，则太角起，初运少徵，二运太宫，三运少商，四运少羽，终运已为阴年。土运少宫作主，则少角起初运，太徵二运，少宫三运，太商四运，少羽终运，此为主运。又如甲为阳年，土运太宫作主。即以太宫加初运，少商加二运，太羽加三运，少角加四运，太徵加终运。此为客运也。

北政之岁，少阴在泉，则寸口不应；厥阴在泉，则右不应；太阴在泉，则左不应。南政之岁，少阴司天，则寸口不应；厥阴司天，则右不应；太阴司天，则左不应。北政之岁，三阴在下，则寸不应；三阴在上，则尺不应。南政之岁，三阴在天，则寸不应；三阴在泉，则尺不应。左右同（《素·至真要大论》）。

诸气在泉，风淫于内，治以辛凉，佐以苦，以甘缓之，以辛散之。热淫于内，治以咸寒，佐以甘苦，以酸收之，以苦发之。湿淫于内，治以苦热，佐以酸淡，以苦燥之，以淡泄之。火淫于内，治以咸冷，佐以苦辛，以酸收之，以苦发之。燥淫于内，治以苦温，佐以甘辛，以苦下之。寒淫于内，治以甘热，佐以苦辛，以咸写之，以辛润之，以苦坚之（同上）。

三三医书

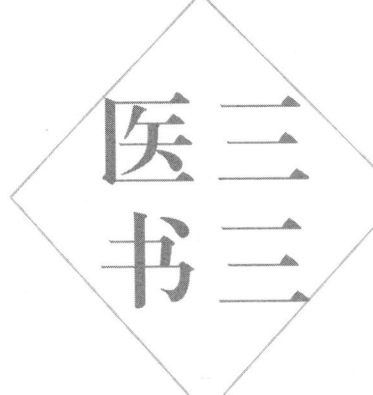

内经辨言

清·俞樾 撰

提要

《内经辨言》一卷，书为前清俞曲园先生所著，《读书余录》之一，即《第一楼丛书》之第七种，共四十八条。社友上虞俞鉴泉君改定今名，录寄付刊。盖以考据精详，引证确切。关于《内经》之一字一句，无不探赜索隐，辩讹正误，良足助吾医之研经考古者。俞氏文名震烁寰宇，著作甚富。凡关于医药卫生者计三种，尚有《废医论》及《枕上三字诀》。裘君吉生素有录存，拟第二集一并付刊。

《俞曲园内经辨言》序

　　欧学东渐，见西医形迹，手术上之治疗，醉心者几欲弃旧谋新，舍近图远，甚至将轩岐之言逐节指摘，冷嘲热骂。此其故半由于古书难读，半由于未经亲验，此中得失耳有心人知之。故恽氏铁樵有《群经见知录》之辑，将以大发明黄帝之学说，其愿至宏。惟其中如何精详丰富，愧予尚未购读也。近观名医张氏山雷致恽氏铁樵，论宋本《素问》并及经文异同注家得失书，深佩服其考辨之精，可知为医必须博学通才。平素涉猎诸书，见有与医界关切之书，在于儒家著集中者，曲园老人《内经·素问》按语四十八条亦其一焉。信夫其淹通百家，好古敏求，其亦《内经》之羽翼，医界之明星。故持此篇商之于裘吉生先生，请其即刊于《三三医书》，庶不将此篇佚处于巨集中。医者读其书，更触类引伸之，将数千年之古学愈阐愈显，不且为抱残守缺者之幸甚耶？

　　此篇原名《读书余录》，在其全集《第一楼丛书》之七。今颜之曰《俞曲园内经辨言》。非敢遽改其名称，盖一以钦其慎思明辨之功，一以便医家顾名购阅。俟另印专书广为流通，使曲园老人而在，想亦所许可也。

　　中华民国十二年癸亥夏历孟秋乞巧日后学上虞俞浚鉴泉氏谨识

内经辨言

德清俞樾曲园先生著

上虞俞鉴泉录寄

绍兴裘吉生校刊

《上古天真论》：昔在黄帝，生而神灵，弱而能言，幼而徇齐，长而敦敏，成而登天。樾谨按：成而登天，谓登天位也。《易》明夷传曰：初登于天，照四国也。可证此经登天之义。故下文即云：乃问于天师。乃者，承上之词。见黄帝即登为帝，乃发此问也。王冰注白日升天之说初非经意。

食饮有节，起居有常。宋·高保衡、林亿等《新校正》本引全元起注云：饮食有常节，起居有常度。樾谨按：经文本作食饮有节，起居有度。故释之曰：有常节，有常度。若如今本，则与全氏注不合矣。且上文云：法于阴阳，和于术数。此文度字，本与数字为韵，今作有常则失其韵矣。盖即因全氏注文有常字，而误入正文，遂夺去度字。

以欲竭其精，以耗散其真。《新校正》之《甲乙经》，耗作好。樾谨按：作好者是也。好与欲义相近。《孟子·离娄篇》：所欲有甚于生者。《申论·夭寿篇》作所好。《荀子·不苟篇》欲利而不为所非，《韩诗外传》作好利。是好即欲也。以欲竭其精，以好散其真，两句文异而义同。今作以耗散其真，则语意不伦矣。王注曰：乐色曰欲，轻用曰耗，是其所据本已误也。

太冲脉盛。《新校正》云全元起注及《太素》《甲乙经》俱作伏冲。下，太冲同。樾谨按：汉人书太字或作伏，汉太尉公墓中画象有伏尉公字。隶续云：字书有伏字，与大同音。此碑所云伏尉公，盖是用伏为大，即大慰公也。然则全本及《太素》《甲乙经》当作伏冲，即太冲也。后人不识伏字，加点作伏，遂成异字。恐学者疑惑，故具论之。

《四气调神大论》：使气亟夺，樾谨按：夺，即今脱字。王注以迫夺说之，非是。

不施则名木多死。樾谨按：名木犹大木也。《礼记·礼器篇》：因名山升中于天。郑注曰：名，犹大也。王注以名果珍木说之，未得名字之义。

逆秋气则太阴不收，肺气焦满。王注曰：焦，谓上焦也。太阴行气，主化上焦。故肺气不收，上焦满也。樾谨按：此注非也。经言焦，不言上，安得臆决为上焦乎。焦，即焦灼之焦。《礼记·问丧篇》干肝焦肺，是其义也。

逆冬气则少阴不藏，肾气独沉。樾谨按：独，当为浊字之误也。肾气言浊，犹上文肺气言焦矣，《新校正》云独沉，《太素》作沉浊，其文虽倒，而字正作浊，可据以订正今本独字之误。

道者，圣人行之，愚者佩之。王注曰：愚者性守于迷，故佩服而已。樾谨按：王注非也。佩，当为倍。《释名·释衣服》曰：佩，倍也。《荀子·大略篇》：一佩易之。杨倞注曰：佩或为倍。是佩与倍声近义通，倍犹背也。昭二十六年《左传》：倍奸齐盟。《孟子·滕文公篇》：即死而遂倍之。倍并与背同。圣人行之，愚者倍之。谓圣人行道而愚民倍道也。下文云：从阴阳则生，逆之则死；从之则治，逆之则乱。曰从曰逆，正分承圣人、愚者而言。行之故从，倍之故逆也。王注泥本字为说，未达假借之旨。

《生气通天论》：其气九州、九窍、五脏、十二节皆通乎天气。王注曰：外布九州而内应九窍，故云九州九窍也。樾谨按：九窍与九州初不相应，如王氏说将耳目口鼻各应一州，能晰言之乎。今按九窍二字实为衍文，九州即九窍也。《尔雅·释兽篇》：白州骡。郭注曰：州，窍。北山、经伦山有如兽麇，其川在尾上。郭注曰：川，窍也。川即州字之误，是古谓窍为州。此云九州，不必更言九窍。九窍二字疑即古注之误入正文者。味王注云云，似旧有九州九窍也之说，而王氏申说之如此，此即可推其致误之由矣。《六节藏象论》与此同误。

故圣人传精神。王注曰：夫精神可传，惟圣人得道者乃能尔。樾谨按：王注非也。传，读为抟，聚也。抟，聚其精神，即《上古天真论》所谓精神不散也。《管子·内业篇》：抟气如神，万物备存。尹知章注：抟，谓结聚也。与此文语意相近。作传者，古字通用。

阳气者，烦劳则张，精绝。樾谨按：张字之上夺筋字，筋张精绝两文相对。今夺筋字则义不明，王注曰：筋脉胀张，精气竭绝，是其所据本未夺也。

高梁之变，足生大丁。王注曰：所以丁生于足者，四肢为诸阳之本也。樾谨按：王注非也。如其说则手亦可生，何必足乎。《新校正》云：丁生之处不常于足，盖谓高梁之变，饶生大丁，非偏著足也。是以足为饶足之足，义亦迂曲。足疑是字之误。上云乃生痤痱，此云是生大丁，语意一律，是误为足。于是语词而释以实义，遂滋曲说矣。

故阳气者，一日而主外。樾谨按：上文云，是故阳因而上，卫外者也；下文云：阳者卫，外而为固也，是阳气固主外。然云一日而主外，则义不可通。主外，疑生死二字之误。下文云：平旦人气生，日中而阳气隆，日西而阳气已虚，气门乃闭。虽言生，不言死，然既有生即有死，阳气生于平旦，则是日西气虚之后已为死气也。故云阳气者，一日而生死。生与主，死与外，并形似而误。

味过于辛，筋脉沮弛，精神乃央。王注曰：央，久也。辛性润泽，散养于筋。故令筋缓脉润，精神长久。何者？辛补肝也。《新校正》云：按此论，味过所伤，难作精神长久之解。央乃殃也，古文通用。樾谨按：王注固非，《校正》谓是殃字义亦未安。央者，尽也。《楚辞·离骚》：时亦犹其未央兮。王逸注曰：央，尽也。《九歌》：烂昭昭兮未央。注曰：央，已也。已与尽同义。精神乃央，言精神乃尽也。

《阴阳应象大论》：天有八纪，地有五里。樾谨按：里当为理。《诗·朴樕篇》，郑笺云：理之为纪。《白虎通·三纲六纪篇》：纪者，理也。是纪与理同义。天言纪，言理，其实一也。《礼记·月令篇》：无绝地之理，无乱人之纪。亦以理与纪对言。下文云：故治不法天之纪，不用地之理，则灾害至矣。以后证前，知此文本作地有五理也。王注曰：五行为生育之井里，以井里说里字，迂曲甚矣。

《阴阳离合论》：则出地者，命曰阴中之阳。樾谨按：则当为财。《荀子·劝学篇》：口耳之间则四寸耳。杨倞注曰：则当为财，与才同。是其例也。财出地者，犹才出地者，言始出地也。与上文未出地者相对。盖既出地则纯乎阳矣，惟财出地者，乃命之曰阴中之阳也。

厥阴根起于大敦，阴之绝阳，名曰阴之绝阴。樾谨按：既曰阴之绝阳，又曰阴之绝阴，义不可通。据上文太阳、阳明并曰阴中之阳，则太阴、厥阴应并言阴中之阴。疑此文本作：厥阴根起大敦，阴之绝阳，名曰阴中之阴。盖以其两阴相合，有阴无阳，故为阴之绝阳，而名之曰阴中之阴也。两文相涉，因而致误。

《阴阳别论》：别于阳者，知病忌时，别于阴者，知死生之期。樾谨按：忌当作起字之误也。上文云：别于阳者，知病处也，别于阴者，知死生之期。《玉机真脏论》作：别于阳者，知病从来，别于阴者，知死生之期。来字与期字为韵则处也，二字似误。此云知病起时，犹彼云知病从来也。盖别于阳则能知所原起，别于阴则能知所终极，故云尔。忌与起隶体相似，因而致误。

曰二阳之病发心脾，有不得隐曲，女子不月。王注曰：隐曲谓隐蔽委曲之事也。夫肠胃发病，心脾受之。心受之则血不流；脾受之则味不化。血不流故女子不月；味不化则男子少精。是以隐蔽委曲之事不能为也。樾谨按：王氏此注有四失焉。本文但言女子不月，不言男子少精，增益其文，其失一也；本文先言不得隐曲，后言女子不月，乃增出男子少精，而以不得隐曲，总承男女而言，使经文到置，其失二也；女子不月既著其文，又申以不得隐曲之言，而男子少精必待注家补出，使经文详略失宜，其失三也。《上古天真论》曰：丈夫八岁，肾气实，发长齿更；二八，肾气盛，天癸至，精气溢。为是男子之精与女子月事并由肾气，少精与不月应是同病。乃以女子不月属之心，而以男子少精属之脾，其失四也，今按下文云：三阴三阳俱搏，心腹满发，尽不得隐曲，五日死。注云：隐曲为便泻也。然则不得隐曲，谓不得便泻。王注前后不照，当以后注为长。便为泻，谓之隐曲，盖古语如此。"襄十五年"《左传》：师慧过宋朝，私焉。杜注曰：私，小便、便泻谓之隐曲，犹小便谓之私矣。不得隐曲为一病，女子不月为一病，二者不得并为一谈。不得隐曲从下注，训为不得便泻，正与脾病相应矣。

死阴之属不过三日而死，生阳之属不过四日而死。樾谨按：下文云肝之心谓之生阳，心之肺谓之死阴。故王注于死阴之属曰火乘金也，于生阳之属曰木乘火也。是死阴、生阳，名虽有生死之分，而实则皆死征也。故一曰不过三日而死，一曰不过四日而死。《新校正》云：别本作四日而生，全元起注本作四日而已，俱通。详上下文义，作死者非此《新校》之谬说。盖全本作四日而已者，已乃亡字之误。别本作生者，浅人不察文义，以为死阴言死，生阳宜言生，故臆改之也。《新校》以死字为非，必以生字为是，大失厥旨矣。

《灵兰秘典论》：消者瞿瞿，孰知其要。《新校正》云：《太素》作肖者濯濯。樾谨按：《太素》是也。濯与要为韵，今作瞿，失其韵矣。《气交变大论》亦有此文，濯亦误作瞿，而消字正作肖，足证古本与《太素》同也。

《六节藏象论》：心者，生之本，神之变也。《新校正》云：全元起本并《太素》作神之处。樾谨按：处字是也，下文云魄之处，精之处，又云魂之居，营之居，并以居处言，故知变字误矣。

此为阳中之少阳，通于春气。《新校正》云：全元起本并《甲乙经》《太素》作阴中之少阳。樾谨按：此言肝脏也。据《金匮真言论》曰：阴中之阳，肝也，则此文自宜作阴中之少阳于义方合。王氏据误本作注，而以少阳居阳位说之非是。

《五脏生成论》：凝于脉者为泣。王注曰：泣为血行不利。樾谨按：字书泣字并无此义。泣疑洰字之误。《玉篇·水部》：洰，胡故切，闭塞也。洰字右旁之互，误而为立，因改为立而成泣字矣。上文云：是故多食盐则脉凝泣而变色。泣亦洰字之误，王氏不注于前而注于后，或其作注时，此文洰字犹未误，故以血行不利说之，正洰字之义也。《汤液醪醴论》：荣泣卫除。《八正神明论》：人血凝泣。泣字并当作洰。

徇蒙招尤。王注曰：徇，疾也。蒙，不明也。言目暴疾而不明。招，谓掉也，摇掉不定。尤，甚也。目疾不明，首掉尤甚，谓暴疾也。樾谨按：王氏说招尤之义甚为迂曲，殆失其旨，今亦未详其说。徇蒙之义则固不然，《新校正》云：盖谓目睑瞤动疾数而暗蒙也，此仍无以易乎王注之说。今按徇者，眴之假字。蒙者，朦之假字。《说文·目部》：眴，目摇也，或作眮矇童蒙也。一曰不明也是眴矇，并为目疾，于义甚显。注家泥徇之本义而训为疾，斯多曲说矣。

《异法方宜论》：南方者，天地所长养，阳之所盛处也。樾谨按：阳之所盛处也，当作盛阳之所处也，传写错之。

其民嗜酸而食胕。樾谨按：胕即腐字。故王注曰：言其所食不芳香。《新校正》曰：全元起云食鱼也。食鱼不得谓之食胕，全说非。

《移精变气论》：故可移精祝由而已。樾谨按：《说文·示部》：福，祝福也。是字本作褔。《玉篇》曰：袖，雷耻切。古文福，是字，又作袖。此作由者，即袖之省也。王注曰：无假毒药，祝说病由，此固望文生训。《新校正》引全注云：祝由，南方神。则以由为融之假字，由融双声。证以昭五年《左传》：蹶由，韩子《说林》作蹶融，则古字本通。然祝融而已，文不成义，若然，则以本草治病即谓之神农乎？全说亦非。

《汤液醪醴论》：岐伯曰：当今之世，必齐毒药攻其中，镵石针艾治其外也。樾谨按：齐当读为资。资，用也。言必用毒药及镵石针艾以攻治其内外也。《考工记》：或四通方之珍异以资之。注曰：故书资作齐，是资齐古字通。

精神不进，志意不治，故病不可愈。《新校正》云：全元起本云精神进，志意定，故病可愈。《太素》云：精神越，志气散，故病不可愈。樾谨按：此当以全本为长。试连上文读之：帝曰何谓神不使？岐伯曰针石道也。精神进，志气定，故病可愈。盖精神进，志意定，即针石之道所谓神也。若如今本则针石之道尚未申说，而即言病不可愈之故，失之不伦矣。又试连下文读之：精神进，志意定，故病可愈。今精坏神去，营卫不可复收，何者？嗜欲无穷而忧患不止，精气弛坏，营泣卫除，故神去之而病不愈也。病不愈句正与病可愈句反复相明。若如今本，则上已言不可愈，又言不愈，文义复矣，且中间何必以今字作转乎。此可知王氏所据本之误，《太素》本失与王同。

去宛陈莝。《新校正》云：《太素》莝作茎。樾谨按：王注云去宛陈莝，谓去积久之水物，犹如草茎之不可久留于身中也。全本作草莝，然则王所据本亦是茎字，故以草茎释之，而又引全本之作莝者，以见异字也，今作莝则与注不合矣，高保衡等失于校正。

《玉版论要》：著之玉版，命曰合玉机。樾谨按：合字即命字之误而衍者。《玉机真脏论》曰：著之玉版，藏之脏腑，每旦读之，名曰玉机。正无合字，王氏不据以订正，而曲为之说失之。

容色见上下左右，各在其要。《新校正》云：全元起本容作客。樾谨按：王注曰容色者，他气也。如肝木部内见赤黄白黑，皆为他气也。然则王所据本亦是客字，故以他气释之。他气谓非本部之气，所谓客也。今作容，误，高保衡等失于校正。

《脉要精微论》：浑浑革如涌泉，病进而色弊；绵绵其去如弦绝，死。《新校正》云：《甲乙经》及《脉经》作浑浑革革，至如涌泉，病进而色，弊弊绰绰，其去如弦，绝者死。樾谨按：王本有夺误，当依《甲乙经》及《脉经》订正。惟病进而色，义不可通，色乃绝之坏字，言待其病进而后绝也。至如涌泉者，一时未即死，病进而后绝，去如绝弦，则即死矣。两者不同，故分别言之。

夫精明五色者，气之华也。王注曰：五气之精华上见为五色，变化于精明之间也。樾谨按：王注殊误。精明五色本是二事，精明以目言，五色以颜色言。盖人之目与颜色皆如以决人之生死。下文曰：赤欲如白裹朱，不欲如赭；白欲如鹅羽，不欲如盐；青欲如苍璧之泽，不欲如蓝；黄欲如罗裹雄黄，不欲如黄土；黑欲如重漆色，不欲如地苍。五色精微象见矣，其寿不久也。此承五色言之，以人之颜色决生死也。又曰：夫精明者，所以视万物，别白黑，审短长。以长为短，以白为黑，如是则精衰矣。此承精明言之，以人之目决生死也。王氏不解此节之义，故注下文精明一节，云诫其误也。不知此文是示人决生死之法，非诫庸工之误也。失经旨甚矣。

反四时者，有余为精，不足为消。王注曰：诸有余皆为邪气胜精也。樾谨按：邪气胜精岂得但谓之精，王注非也。精之言甚也，《吕氏春秋·勿躬》篇：自蔽之精者也。《至忠》篇：乃自伐之精者。高诱注，并训精为甚。有余为精，言诸有余者皆为过甚耳，王注未达古语。

生之有庆，四时为宜。《新校正》云：《太素》宜作数。樾谨按：作数者是也。度与数为韵。

溢饮者，渴暴多饮而易入肌皮肠胃之外也。《新校正》云：《甲乙经》易作溢。樾谨按：王本亦当作溢。其注云：以水饮满溢，故渗溢易而入肌皮肠胃之外也。此易字无义，盖正文误溢为易。故后人于注中妄增易字耳，非王本之旧。

推而上之，上而不下，腰足清也；推而下之，下而不上，头项痛也。《新校正》云：《甲乙经》上而不下，作下而不上；下而不上，作上而不下。樾谨按：《甲乙经》是也。上文云：推而外之，内而不外，有心腹积也；推而内之，外而不内，身有热也。是外之而不外，内之而不内，皆为有病，然则此文亦当言上之而不下，下之而不上，方与上文一例。若如今本推而上之，上而不下，推而下之，下而不上，则固其所耳，又何病焉？且阳升阴降，推而上之而不上，则阴气太过，故腰足为之清；推而下之而不下，则阳气太过，故头项为之痛。王氏据误本作注，曲为之说，殆失之矣。又按：清当为凊。《说文·冫部》：凊，寒也。故王注云腰足冷。

《平人气象论》：死心脉来，前曲后居。樾谨按：居者，直也。言前曲而后直也。《释名·释衣服》曰：裾，倨也。倨倨然直。居与倨通。王注曰：居，不动也，失之。

《玉机真脏论》：冬脉如营。王注曰：脉沉而深，如营动也。樾谨按：深沉与营动义不相应。据下文：其气来，沉以抟。王注以沉而抟击于手释之营动之义，或取于此。然《新校正》云：《甲乙经》抟字为濡，濡古软字，乃冬脉之平调。若沉而抟于手，则冬脉之太过脉也。当从《甲乙经》濡字。然则经文抟字本是误文，不得据以为说。今注：营之言，回绕也。《诗·齐谱正义》曰：水所营绕，故曰营丘。《汉书·吴王濞传》《刘向传》注并曰：营谓回绕之也。字亦通作萦。《诗·樛木篇》传曰：萦，旋也。旋亦回绕之义。冬脉深沉，状若回绕，故如营。

五脏受气于所生，传之于其所胜，气舍于其所生，死于其所不胜。樾谨按：两言其所生则无别矣，疑下句衍其字。所生者其子也，所生者其母也。《脏气法时论》：夫邪气之客于身也，以胜相加。至其所生而愈，至其所不胜而甚，至于所生而持。王注解其所生曰：谓至己所生也。解所生曰：谓至生己之气也。一曰其所生，一曰所生。分别言之，此亦当同矣。

《宝命全形论》：岐伯对曰：夫盐之味咸者，其气令器津泄；弦绝者，其音嘶败；木敷者，其叶发。病深者，其声哕。人有此三者，是为坏腑。毒药无治，短针无取，此皆绝皮伤肉，血气争黑。《新校正》云：按《太素》云夫盐之味咸者，其气令器津泄；弦绝者，其音嘶败；木陈者，其叶落。病深者，其声哕。人有此三者，是为坏腑。毒药无治，短针无取，此皆绝皮伤肉，血气争黑。三字与此经不同，而注意大异。杨上善云：言欲知病微者，须知其候。盐之在于器中，津液泄于外，见津液而知盐之有咸也。声嘶知琴瑟之弦将绝。叶落知陈木之已尽。举此三物衰坏之微以比声哕，识病深之候。人有声哕，同三譬者，是为腑坏之候。中腑坏者，病之深也，其病既深，故针药不能取，以其皮肉血气各不相得故也。再详上善作此等注义，方与黄帝上下问答义相贯穿。王氏解盐器津，义总渊微，至于注弦绝音嘶，木敷叶发，殊不与帝问相协，考之不若杨义之得多也。槭谨按：杨上善注以上三句譬下一句，义殊切当。木敷叶发亦当从彼作木陈叶落，本是喻其衰坏，自以陈落为宜也。惟人有此三者句尚未得解，经云有此三者，不云同此三者，何得以同三譬说之。疑此皆绝皮伤肉，血气争黑十

86

字，当在人有此三者之上。绝皮一也，伤肉二也，血气争黑三也，所谓三者也。病深而至于声哕，此皆绝皮伤肉，血气争黑。人有此三者，是谓坏腑。毒药无治，短针无取。文义甚明，传写颠倒，遂失其义。又按：《太素》与此经止陈落二字不同，而《新校正》云三字者，盖其音嘶败王本作其音嘶嗄。故注云：阴囊津泄而脉弦绝者，诊当言音嘶嗄，败易旧声尔。又曰肺主音声，故言音嘶嗄，皆以嘶嗄连文，是其所据。经文必作嘶嗄，不作嘶败，与《太素》不同，故得有三字之异也。

《八正神明论》：故日月生而泻，是为脏虚。樾谨按：上云月始生则血气始精，卫气始行。又云月生无泻，并言月，不言日，且日亦不当言生也。日，疑曰字之误。

四时者，所以分春秋夏冬之气所在，以时调之也。八正之虚邪而避之勿犯也。樾谨按：调下衍之也二字。本作：四时者所以分春秋夏冬之气所在，以时调八正之虚邪而避之勿犯也。今衍之也二字，文字义隔绝。

慧然在前，按之不得，不知其情，故曰形。樾谨按：慧然在前，本作卒然在前。据注云慧然在前，按之不得，言三部九候之中，卒然逢之，不可为之期准也。《离合真邪论》曰：在阴与阳，不可为度，从而察之；三部九候，卒然逢之，早遏其路，此其义也。注中两卒然字正释经文。卒然在前之义，因经文误作慧然，遂改注。经文亦作慧然在前，非王氏之旧也。寻经文所以致误者，盖涉下文慧然独悟，口弗能言而误。王于下文注曰：慧然谓清爽也。则知此文之不作慧然矣，不然何不注于前而注于后乎。

《离合真邪论》：不可挂以发者，待邪之至时而发针写矣。樾谨按：不可挂以发者六字衍文，写字乃焉字之误。本作：待邪之至时而发针焉矣。盖总承上文而结之。上文一则曰：其来不可逢。此之谓也。一则曰：其往不可追。此之谓也。此则总结之，曰待邪之至时而发针焉矣，正对黄帝候气奈何之问。今衍此六字，盖涉下文而误。下文云：故曰知机道者，不可挂以发；不知机者，扣之不发。今误入此文，义不可通。又据上文总是言写，然发针写矣，殊苦不词。盖写与焉形似而误耳。

三三医书

素问校义

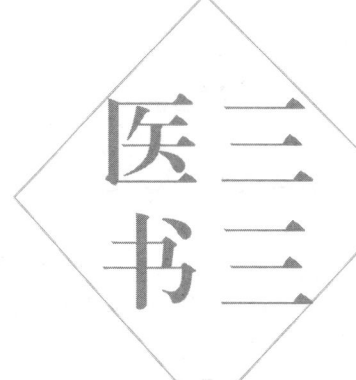

清·胡澍 撰

素问校义

提要

　　读书最忌囫囵吞枣，不加推敲，往往反为书误。所以古人有"尽信书不如无书"及"读书不可死于句下"之戒。盖欲吾人读书，必须望文生义、举一反三。读古经书，尤不可不旁引博采，以资考证。前集有俞曲园先生《内经辩言》，俾医家读《内经》者知所正误。今本书又能高出其上，全元起、王冰之原注为其指谬纠讹者许多，与俞书所谓二美并焉。书为胡澍先生著，裘君藏本也。

序

《汉志》录医家言首《黄帝内经》《隋志》有全元起注《内经》，已佚，不可尽见。今所传惟唐·王冰注本，章句已非全氏之旧矣，然古字古义尚有存者。明以来传刻本尤多淆乱，庸师俗工习非成是，莫可究诘。绩溪胡君荄甫精研小学，中年多病，留心方书，得宋本《内经》，用元熊氏本、明道藏本及唐以前载籍勘正之，多所发明。如饮食有节，起居有常，不妄作劳。全元起注本云：饮食有常节，起居有常度，不妄不作。君谓："作"与"诈"同，《月令》毋或作为淫巧。郑注曰：今《月令》"作为"为"诈伪"，"不妄"与"不作"相对为文。"作"古读若"胙"。上与者、数、度为韵，下与俱、去为韵，王氏改"不妄不作"为"不妄作劳"，是误读"作"为作为之"作"，而以"作劳"连文，殊不成义。又不知持满，不时御神，君谓：时，善也。"不时御神"，谓不善御神也。《小雅·頍弁篇》：尔酒既时。《毛传》：时，善也。又夫上古圣人之教下也，皆谓之全元起注本云：上古圣人之教也，下皆为之。君谓："下皆为之"，言"下皆化之"也。《书·梓材》：厥乱为民，《论衡·效力》篇引作厥率化民，是"为"即"化"也。作"谓"者，"为"之借字，王氏误以"谓"为告谓之"谓"，乃升"下"字于上句"也"字之上，失其指矣。又：唯圣人从之，故身无奇病。君谓：奇，当为"苛"，字形相似而误。苛，亦病也，古人自有复语字，本作疴。《说文》：疴，病也。下文逆之则灾害生，从之则苛疾不起，是谓得道。上承此文而言，则"奇病"之当作"苛病"明矣。"苛疾"与"灾害"对举，则"苛"亦为"病"明矣。又：道者，圣人行之，愚者佩之。君谓：佩，读为"倍"，《说文》：倍，反也。"圣人行之，愚者佩之"，谓圣人行道，愚者倍道也。《荀子·大略》篇：一佩易之。注：佩，或为"倍"。是古通用之证。又：故圣人传精神，君谓：传当为"抟"字之误也。抟与"专"同，言圣人精神专一，不旁鹜也。古书"专"一字多作"抟"，《系辞传》：其静也专。释文：专，陆作"抟"。昭二十五年《左传》：若琴瑟之专一。释文：专，本作"抟"。《史记·秦始皇纪》：抟心揖志。索隐：抟，古"专"字。皆其证。又：此阴阳更胜之变，病之形能也。君谓：能，读为"态"。《荀子·天论》篇：耳目鼻口，形能各有接而不相能也。"形能"亦"形态"。《楚辞·九章》：固庸态也。《论衡·累害》篇："态"作"能"。《汉书·司马相如传》：君子之态。《史记》徐广本"态"作"能"。皆古人以"能"为"态"之证。并因刊正文字，达其训故，别白精审，涣然冰释。虽于全书尚未卒业，然专绪已立，必有赓续之者。寿曾尝论医家之有《内经》，博大精深，与儒家之五经同，而无义疏之学。

海内学人而知医者者，曷即王冰之注，辅以全氏逸义，用注疏法说其声训名物，更采《灵枢》《难经》以下古医家言，疏通证明，俾轩岐大业，昭揭于世，不为庸师俗工所荪，则君此书其先河矣。因读君书，附论及之。

光绪辛巳春三月癸亥朔
仪征刘寿曾识于冶城山馆

素问校义

户部郎中胡君荄甫事状

　　同治十一年岁在壬申八月十四日，荄甫户部以疾卒于京邸，年四十有八。讣至，培系为文哭之。君所著《内经校义》，今刑部尚书潘伯寅先生为刻于都中，培系以南方学者不易观，乃重为刊布。自念与君少同学，长同志，知君最深，刻既竟，因撰次君之行事为状，以乞志传，俾后世有考焉。君讳澍，字荄甫，一字甘伯，号石生。绩溪县城北人。先世三山公，讳舜陟，宋大观三年进士，历官徽猷阁待制，赠少师，宦迹见《宋史》本传。著有《论语义师律陈图奏议文集》《咏古诗》《三山老人语录》。仲子苕溪公，讳仔知，晋陵县事。著有《孔子编年》《苕溪渔隐丛话》，国朝收入《四库全书》。传至明充寰公，讳思伸，万历乙未进士，官至右佥都御史，巡抚保定等府，提督紫荆等关，宦迹见府县志。著有《督抚奏议》《边垣图纪》。是为君八世祖。自充寰公以下入国朝，潜德弗耀。君之曾祖，公讳立三，妣她赠儒林郎。祖时未公，讳仕未，例授登仕郎赠，儒林郎，晋朝议大夫。父正晖公，讳尚昱，例授儒林郎，候选直隶州同知，赠奉政大夫。曾祖母高氏，妣赠安人。祖母许氏，赠安人，晋赠恭人。母周氏，生母程氏，俱赠宜人。庶母叶氏，例封安人。州同公性孝友，家夙贫，虑无以供甘旨，乃弃儒而贾，往来江浙间数十年，遂致饶

· 95 ·

裕，以好义博施著闻于时。邑有善举，无不预焉。年五十尚无子，七十有子七人，人咸为积善之报。君其长也，幼颖悟，父母奇爱之。一日州同公过先君塾中，见其所以教培系兄弟者，心敬异之，乃命君受业焉。君时方九龄，培系年十二。自此以至弱冠，凡读书作文字，饮食居处，无不与君共之。君沉默寡言，所诵读不烦督责，先君视之异于群弟子。年十四，丁生母程太宜人忧，哀毁如成人。早有文誉，年十六七与邑中知名士结社相酬唱，辛丑秋修禊于邑东石照山，绘图赋诗，君年最少，侪辈皆折服。癸卯秋，先君膺疾，君与培系星夜走二十里求医药。先君捐馆，君襆被就培系兄弟于苫块中，与同卧起，古所谓心丧，于君见之。甲辰，君与培系读书郡城之紫阳书院。是岁以古学受知于督学季文敏公（芝昌），补徽州府学生。丙午，偕培系就试金陵。棹邗江，览红桥、竹西诸胜，阻风京口，登金山寺浮图，培系及半欲止，君强捋培系手，直穷其巅。于是道吴门，溯钱塘，泛舟西湖，经月始返。是时购得洪稚存孙、邢如黄仲则诸先生著述，慨然有志其为人。邢如先生集中有《释人》一篇，君博稽古训，为之疏通证明。嘉定朱亮甫先生（右曾）见其书曰"某行年五十，阅人颇多，英年嗜学如君者实所罕觏"。君益自奋励，常思发名成业，以显扬其亲。未几，周太宜人暨州同公相继弃养。君营葬事毕，乃负笈杭州，从溧阳缪武烈公（梓）习制举业。君弱冠以前所作事艺不甚合绳墨，而时有英锐之气，至是武烈公教以古文之法为时文，君乃大喜，每闻公绪论，条记为一编，曰《尊闻录》。心摹手追，务竟其学。己未举于乡。庚申春计偕入都，至清江道便折回。是岁二月，粤匪窜绩溪，君旧居大厦一夕变为灰烬，遗业荡然，杭城旋亦失守，君归则已无家，乃携眷属奔走浙东西，自是烽火惊天，几无所托命矣。壬戌杭城再陷，君挈幼子良驹间关险难，同至苏州，遇救得脱，旋由沪上附轮船北上。乙丑会试报罢，援例授内阁中书，寻乞假南归。戊寅会试复不第，乃捐升郎中，分发户部山西司。是时仕途冗杂，司员需次甚夥。君资浅，无可自见，仍以著书为事，不妄与人酬酢。体素羸，又以更历忧患，精力损耗。壬申二月与培系书云：尝以风尘驰逐，验轮蹄之铁每岁必销寸许，况以脆薄之身当之，无怪其然矣。某入都来，痔疮已成痼疾，频发无休，而他疾之婴身者，靡月不有。年未五十，兴致索然，数年后便料理归休矣。人生能得数十卷书以传后，而有佳子孙以葆守，胜于万户侯多多矣。某思之慕之，而东涂西抹，迄用无成，可惧也。此君之绝笔，呜呼！君固淡于宦情，笃于撰述，曩见家竹邨先兄、郝兰皋年丈，皆官户部，并以绝学名当世，窃冀君踵其辙，无奈何既啬其遇，又啬其年，使君仕宦既不成，著书又不就，徒抱其所蕴蓄而郁郁以终，斯人生之极哀已。

君少有至性，事父母愉色婉容，终身有孺子之慕，与诸弟尤友爱。少弟祥麟，以浙江候补府经历从戎衢州，积劳成疾。君得耗，促装赴衢，为之称药量水，衣不解带者匝月。弟殁，又为扶榇归葬，行路哀之。君身裁中人，文弱如不胜衣，而遇事有胆略，于所亲厚同患难，托死生，毅然引为己任，与人交，不为崖岸，和易温婉，人以是亲之。然胸中泾渭划然，不肯随俗俯仰，尝历数交游，私为籍记而第其甲乙。培系戏谓曰：君为胆评乎？抑为古今人表乎？君笑谢之。培系与君客缪武烈公前后六七年，与同门余姚周君双庚，会稽赵君㧑叔，溧阳王君西垞，缪君芷汀、稚循昆季，以文章道谊相切磋。数君俱负隽才，然皆爱君，每考古订今，搜奇选胜，非君在不乐也。一时经学淹通之士，如归安杨君见山，德清戴君子高，皆与君一见如旧相识。居京师时，潘伯寅先生方官户部侍郎，引为文字交。潘氏滂喜斋所刻唐释湛然《辅行记》，君所掇录也。君之援例户曹也，王君西垞厚资之。君殁，潘司农暨家芸楣比部为之经纪其丧，且为归其旅榇及其眷属，又为刻其遗书，数公风谊为不可及，亦君之贤有以致之也。

　　君总角能诗，初学太白，稍长自以为不足传，遂不复作骈体。文有齐梁风味，亦不多作。先君授以段氏《说文注》、顾氏《音学五书》、江氏《四声切韵表》诸书，遂通声音训诂之学。后见高邮王氏书，益笃嗜之，虽在逆旅中，尘积满案，暇必展卷玩索，每得一义则怡愉累日。庚申以后不获常聚首，然

素问校义

每见辄以所心得者相质证,娓娓不倦。少时所著《释人疏证》《左传服氏注义》《通俗文疏证》俱毁于兵火。中年多病,因治医术,时有超悟。后于都肆得宋刻《内经》,乃以元熊氏本、明道藏本及唐以前古书,悉心校勘,发明古义,撰《内经校义》,草创未就,今存数十条,诂说精确,其义例略如《王氏读书杂志》。又为从兄印溪校刊先若溪公《孔子编年》,于本书之外博考先圣事迹之见于他书者,以为之跋,极称赅洽。又《淮南子》《一切经音义》,均有校本。又著有《墨守编》《正名录》,俱未成。

君精刻印,工篆书,得秦汉人遗意,至今学者珍之。性嗜蓄书,每下直辄至琉璃厂书肆,搜求善本,触其所好,必购得之,虽典质不少怯,所积至五千余卷。尝自言于春秋慕叔向,于西汉慕刘向,欲颜所居曰二向堂,其志趣如此。

吾族人丁蕃盛,培系与君自始祖以下十五传,皆同祖嗣,后各为一支,培系于君为族叔祖。君幼受经于先君,遂倍相亲昵,中更多难,倚之如左右手。遇困厄,君恒典衣济之。培系为戚某所齮龁,君力为捍蔽,不避嫌怨。培系性偏急,于内外人己间,每不善处,多致缪戾,君常婉言讽谕。当抑郁不自得时,得君一言,辄涣然冰释,亦不自知其何心也。

盖自少至老数十年,共尝甘苦,不以荣枯得丧易其心者,惟君一人而已。方谓生为我鲍叔,死为我巨卿,岂意君竟先我而逝耶。伤哉！

君生于道光五年乙酉四月初二日，卒葬邑南门外之洪上塘。娶周氏，封宜人，再娶万氏。子二，长良恭，议叙九品衔，周出；次良驹，国子监生，万出。女二，俱周出。一适李口，一适口。孙男口人，孙女口人。良驹器宇魁伟，举止颇肖君，殆能世其学者。

光绪六年岁次庚辰八月族叔祖培系谨状

目录

素问校义 / 103
 素问 / 103
 人将失之邪 / 104
 食饮有节，起居有常，不妄作劳 / 105
 以耗散其真 / 106
 不时御神 / 107
 夫上古圣人之教下，也皆谓之 / 107
 恬惔虚无 / 109
 其民故曰朴 / 109
 发始堕，发堕，须眉堕 / 110
 此虽有子，男不过尽八八，女不过尽七七 / 110
 真人 / 111
 至人 / 111
 使志若伏若匿，若有私意，若已有得 / 112
 名木 / 113
 故身无奇病 / 114
 肺气焦满 / 115
 肾气独沉 / 115
 愚者佩之 / 116

传精神 / 116

因于湿，首如裹 / 117

因于气，为肿 / 118

汗出偏沮 / 118

足生大丁 / 119

春必温病 / 119

筋脉沮弛，精神乃央 / 120

生长收藏 / 121

春必温病 / 122

水火者，阴阳之征兆也 / 122

阴阳者，万物之能始也 / 124

病之形能也，药恬憺之能，与其病能，及其病能，
　　愿闻六经脉之厥状病能也，《病能论》，合之病能 / 125

从欲快志于虚无之守 / 126

素问校义

绩溪胡澍著
绍兴裘吉生校刊

素 问

宋·林亿等校曰：按：王氏不解所以名《素问》之义。全元起有说云：素者，本也；问者，黄帝问岐伯也。方陈性情之源，五行之本，故曰《素问》。元起虽有此解，义未甚明。按《乾凿度》云：夫有形者生于无形，故有太易，有太初，有太始，有太素。太易者，未见气也；太初者，气之始也；太始者，形之始也；太素者，质之始也。气形质具而疴，瘵由是萌生。故黄帝问此太素质之始也，《素问》之名义或由此。俞氏理初持《素》目录序曰：《素问》名义如素王之素，黄帝以大神灵。遍索先师所惜著之精光之论，仍复请藏慎传。古人刑名，八索九丘素，索丘皆空也，刑病皆空，设之欲人不犯法，不害性，故曰汤液醪醴，为而不用。澍案：全说固未甚明，林说亦迂曲难通，俞氏以索证素是矣，而云素索丘皆空也，虽本刘熙、张衡为说（见《释名》及昭十二年《左传正义》），实亦未安。今案：素者，法也。《郑注·士丧礼》曰：形，法定为素。宣十一年《左传》曰：不愆于素。汉博陵太守孔彪碑曰：遵王之素。素皆谓法字，通作索（《六节藏象论》注八素，经林校曰：素，一作索。《书》：序八索。昭十二年《左传》：八索。《释文》并曰：索本作素。昭十二年《左传》是能读三坟五典、八索九丘。贾逵曰：八索，三王之法。定四年，传疆以周索。杜预曰：索，法也）。黄帝问治病之法于岐伯，故其书曰《素问》。素问者，法问也，犹后世扬雄著书谓之《法言》矣。三坟五典，八索九丘，典索皆得训法。夫曰五法八法之问，义无乖牾。若如俞说，则是八索为八空，九丘为九空，素问为空问，不词孰甚焉！故特辨之。

人将失之邪

今时之人，年半百而动作皆衰者，时世异邪？人将失之邪？澍案：人将失之邪，当作"将人失之邪"。下文曰：人年老而无子者，材力尽邪？将天数然也？"也"与"邪"古字通。《大戴礼·五帝德篇》：请问黄帝者人邪？抑非人邪？《药记正义》：引

104

"邪"作"也"。《史记·张仪传》：此公孙衍所谓邪？秦策邪？作"也"。《淮南·精神》篇：其以我为此拘拘邪？《庄子·大宗师》篇："邪"作"也"。是"也"。上句用"邪"而下句用"也"者，书传中多有之。昭二十六年《左传》：不知天之弃鲁邪？抑鲁君有罪于鬼神，故及此也。《史记·淮南衡山传》：公以为吴兴兵是邪？非也？《货殖传》：岂所谓素封者邪？非也？是也？《征四失论》曰：子年少，智未及邪？将言以杂合邪？与此文同一例，将犹抑也。时世异邪，将人失之邪谓时世异邪，抑人失之邪。材力尽邪，将天数然也谓材力尽邪，抑天数然邪。子年少，智未及邪，将言以杂合邪谓子年少，智未及邪，抑言以杂合邪。注以将为且，失之。《楚策》曰：先生老悖乎，将以为楚国祆祥乎？《汉书·龚遂传》曰：今欲使臣胜之邪，将安之也（"也"与"邪"通）。《楚辞·卜居》曰：吾宁悃悃款款，朴以忠乎？将送往劳来，斯无穷乎？宁诛锄草茅以力耕乎？将游大人以成名乎。以上将字亦并为词之抑。

食饮有节，起居有常，不妄作劳

上古之人，其知道者，法于阴阳，和于术数，食饮有节，起居有常，不妄作劳，故能形与神俱，而尽终其天年，度百岁乃去。食饮有节三句，林校曰：按全元起注本云饮食有常节，起居有常度，不妄不作，《太素》同。澍案：全本、杨本是也。

作与诈同（《月令》毋或作为淫巧，以荡上心。郑注曰：今《月令》"作为"为"诈伪"；《荀子·大略》篇曰：蓝苴路作，似知而非，"作"亦"诈"字）。"法于阴阳，和于术数"相对为文，"饮食有常节，起居有常度"相对为文；"不妄"与"不作"相对为文（《征四失论》曰：饮食之失节，起居之过度。又曰：妄言作名，亦以节度、妄作对文）。"作"古读若"胙"。上与者、数、度为韵，下与俱、去为韵，王氏改"饮食有常节，起居有常度"为"食饮有节，起居有常"，则句法虚实不对；改"不妄不作"为"不妄作劳"是误读"作"为"作为"之"作"（杨上善《太素》注误同），而以"作劳"连文，殊不成义，既乖经旨，又昧古人属词之法，且使有韵之文不能谐读，一举而三失，随之甚矣。古书之不可轻改也。

以耗散其真

以欲竭其精，以耗散其精。林校曰：按《甲乙经》"耗"作"好"。澍案："以耗散其真"与"以欲竭其精"句义不对，则皇甫本作"好"是也。"好"读嗜好之"好"，好亦欲也（凡经传言"耆好"即"嗜欲"，言"好恶"即"嗜恶"。《孟子·告子》篇：所欲有甚于生者。《中论·夭寿》篇：作"所好"。《荀子·不苟》篇：欲利而不为所非。《韩诗外传》：作"好利"）。作"耗"者，声之误耳。王注谓：用曰"耗"，乃臆说，不可通。

不时御神

不知持满，不时御神。林校曰：按别本"时"作"解"。澍案："时"字是"解"字，非也。时，善也，"不时御神"谓"不善御神"也。《小雅·颊弁》篇：尔殽既时。《毛传》曰：时，善也。《广雅》同。"解"与"时"形声均不相近，无缘致误，亦无由得通，盖后人不明"时"字之训而妄改之。且"善"亦有解。《义学记》：相观而善之谓摩。《正义》曰：善，犹解也。是也，愈不必改为解矣。

夫上古圣人之教下，也皆谓之

林校曰：按全元起注本云上古圣人之教也，下皆为之。《太素》《千金》同。杨上善云：上古圣人使人行者，身先行之，为不言之教。不言之教胜有言之教，故下百姓仿行者众，故曰下皆为之。澍案：全本、杨本、孙本及杨说是也。夫"上古圣人之教也"句、"下皆为之"句，"下皆为之"言"下皆化之"也，《书·梓材》：厥乱为民。《论衡·效力》篇引作厥率化民是为即化也。王本作"谓"者为之借字耳。僖五年《左传》曰：一之谓甚，其可乎？《六微旨大论》曰：升已而降，降者谓天；降已而升，升者谓地。昭元年《传》曰：此之谓多矣。若能少此，吾何以得见十年。《传》曰：佻谓甚矣，而壹用之廿一年。《传》曰：登之谓甚，吾又重之。《周语》曰：守府之谓多，胡可兴也。《晋语》曰：八年之谓多矣，何以能久。《大戴礼·少间篇》曰：何谓其不同也。（此从元本。《楚策》曰：人皆以为公不善于富挚。《管子·霸言》篇曰：故贵为天子，富有天下，而我不谓贪者）《韩诗外传》曰：王欲用女，何谓辞之。又曰：何谓而泣也。《淮南·闲》篇曰：国危而不安，患结而不解，何谓贵智。《列女传·仁智传》曰：知此谓谁。《新序·杂字》篇曰：何谓至于此也。《汉书·文帝纪》曰：是谓本末者，无以异也。以上并以"谓"为"为"，"为"与"谓"一声之转，故二字往往通用。《说苑·君道》篇：则何为不具官乎！《晏子春秋·问》篇："为"作"谓"。《吕氏春秋·精输》篇：胡为不可。《淮南·道应》篇："为"作"谓"。《文子·微明》篇：居知所为。《淮南·人闲》篇："为"作"谓"（此从道藏本）。《汉书·高帝纪》：郦食其为里监门。《英布传》：胡为废上计而出下计。《史记》："为"并作"谓"，正如《素问》"下皆为之"，而王氏所据本"为"字作"谓"，盖假借皆主乎声。语辞之"为"通作"谓"，行为之"为"通作"谓"，作为之"为"通作"谓"，故化为之"为"亦通作"谓"。王氏不达，误以"谓"为告谓之"谓"，乃升下字于上句"也"字之上。以"上古圣人之教下也"为句，"皆谓之"三字下属为句，失其指矣。

恬惔虚无

"恬惔",元熊宗立本、明道藏本均作"恬憺"。澍案:《一切经音义·十六》引"苍颉篇"曰:惔,恬也。是"惔"与"憺"同(憺为惔,犹澹之为淡。《文选》潘安仁《金谷集诗》:绿池泛淡淡。李善曰淡与澹同)。然《释音》作"恬憺",则宋本本作"恬憺"。《阴阳应象大论》:药恬憺之能(藏本作"恬憺","憺"亦与"澹"同。《淮南·俶真》篇注:憺,定也。《后汉书》冯衍注:澹,定也。"澹"与"淡"同。故《淮南·泰族》篇静漠恬惔,其字亦作"淡")。《移精变气论》:此恬憺之世。亦并作恬憺。

其民故曰朴

故美其食,任其服,药其俗,高下不相慕,其民故曰朴。林校曰:按别本"曰"作"日"(宋本"曰"上衍"云"字,今据熊本、藏本删)。澍按曰:字义不可通,别本作"日"是也。"日"与《孟子·尽心》篇"民日迁"义之"日"同义,言其民,故日以朴也。作"曰"者,形似之误。《大戴礼·曾子·天圆》篇,旷故火曰外景而金水内景。《淮南·天文》篇"日"作"曰",误与此同。

发始堕，发堕，须眉堕

五七阳明脉衰，面始焦，发始堕。又下文曰：五八肾气衰，发堕，齿槁。《长刺节论》曰：病大风，骨节重，须眉堕（一熊本、藏本作墮）。王于"堕"字均无注。澍案："堕"本作"鬄"，《说文》：鬄，发堕也。字通作"堕"。堕之为言，秃也。《墨子·修身》篇：华发堕颠而犹弗舍。堕颠即秃顶。今俗语犹然。发秃谓之堕，须眉秃谓之堕毛，羽秃谓之毻（《文选·江赋》：产毻积羽。李善曰：毻与毻同。引《字书》曰：毻，落毛也。郭璞《方言》注曰：鬄，毛物渐落去之名），角秃谓之随（《吕氏春秋·至忠》篇：荆壮哀王猎于云梦，射随兕中之），尾秃谓之楄（《淮南·说山》篇：髡屯犁牛，既科以楄。高诱曰：科，无角；楄，无尾），草木叶秃谓之堕（《脉解》篇：草木毕落而堕。《大元》：穷次四土，不知木科楄。范望曰：科楄枝不过布），声义并同也。

此虽有子，男不过尽八八，女不过尽七七

帝曰：有其年已老而有子者何也？岐伯曰：此其天寿过度，气脉常通，而肾气有余也。此虽有子，男不过尽八八，女不过尽七七，而天地之精气皆竭矣。王注"此虽有子"三句曰：虽老而生子，子寿亦不能过天癸之数。澍案：此谬说也。详岐伯之对谓

年老虽亦有子者，然大要生子常期，男子在八八以前，女子在七七以前，故曰"此虽有子，男不过尽八八，女不过尽七七，而天地之精气皆竭矣"。男不过尽八八之男，即承上文之丈夫而言；女不过尽七七之女，即承上文之女子而言。并非谓年老者所生之子，何得云子寿亦不过天癸之数乎？且老年之子必不寿，亦无是理。

真 人

余闻上古有真人者，提挈天地，把握阴阳。王注曰：真人谓成道之人也。澍案：注义泛而不切，且成与全义相因，无以别于下文淳德全道之至人。今案："真人"谓"化人"也。《说文》曰：真，仙人变形而登天也。从七（七即"化"之本字），从目，从乚，八所乘载也，是其义矣。

至 人

中古之时有至人者，淳德全道。王注曰：全其至道㴠，故曰至人。林校引杨上善曰：积精全神，能至于德，故称至人。澍案：杨、王二注，皆望下文生义，不思下文言淳德全道，不言至德至道，失之矣。今案：至者，大也。《尔雅》曰：晊，大也。郭璞作"至"。《释文》曰：晊，本又作"至"。《易·象传》曰：大哉乾元，至哉坤元。郑注哀公问曰：至矣，言至大也。高诱注《秦策》曰：至，犹大也。注《吕氏春秋·

求人》篇曰：至，大也。是至人者，大人也。《乾·文言》曰：夫大人者，与天地合其德。与此文"有至人者，淳德全道"意义相似。《庄子·天下》篇曰：不离于真，谓之至人。"不离于真"犹下文言亦归于真人也，故居真人之次。《论语》曰：畏大人，畏圣人之言，故在圣人之上。

使志若伏若匿，若有私意，若已有得

熊本、藏本"若匿"作"若匪"。注云：今详"匪"字当作"匿"。澍案：高诱注《吕氏春秋·论人》篇曰：匿，犹伏也。经以"匿"与"伏"并举，又与"意"得相韵（意古或读若亿。《论语·先进》篇：亿则屡中。《汉书·货殖传》："亿"作"意"。《明夷象传》：获心意也，与食则得息，国则为韵。《管子·戒》篇：身在草茅之中，而无慑意，与惑色为韵。《吕氏春秋·重言》篇：将以定志意也，与翼则为韵。《楚辞·天问》：何所意焉，与极为韵。秦之罘《刻石文》：承顺圣意，与德服极则式为韵），其为"匿"字无疑。王注《生气通天论》引此亦作"匿"，尤其明证也。作"匪"者，乃北宋以后之误本。何以明之？"匿"与"匪"草书相似，故"匿"误为"匪"，一也；宋本正作"匿"，《生气通天论》注引同，则今详"匪"字当作"匿"之注，其非王注可知，二也。今详上无"新校正"三字，又非林校可知，三也。盖南宋时有此作"匪"之本。读者旁记今详匪当作匿七字,传写错入注内,而熊本、藏本遂并沿其误耳。

又案:"若有私意"当本作"若私有意",写者误倒也。《春秋繁露·循天之道》篇曰:心之所之谓意。郑注王制曰:意,思念也。若私有意,谓若私有所念也。己亦私也。郑注:特牲馈食。《礼记》曰:私臣自己所辟除者,注《有司彻》曰:私人家臣,己所自谒除也。注《曲礼》下曰:私行谓以己事也。注《聘义》曰:私觌,私以己礼。觌主国之君,是己犹私也。"若己有得"谓"若私有所得"也,"若私有意""若己有得",相对为文。若如今本则句法参差不协矣。《生气通天论》注所引亦误。

"若有私意"当作"若私有意"是也。"私"不必解作"己",引郑义尚牵强。按:若私有意申上若伏若己有得,申上若匿伏者,初无所有而动于中,故曰私有意匿者,已为所有而居于内,故曰己有得(赵之谦附记)。

名　木

则名木多死,王注曰:名,谓名果珍木。澍案:注未达名字之义。名,大也。名木,木之大者(《五常政大论》:则名木不荣。《气交变大论》:名木苍凋。《六元正纪大论》:名木上焦,木旧误作草,辨见本条。《至真要大论》:名木敛生),名木皆谓大木。古或谓大为名,大木谓之名木,大山谓之名山(《中山经》

· 113 ·

曰：天下名山五千三百七十，盖其余小山甚众，不足数云。《礼器》：因名山升中于天。郑注曰：名犹大也。高诱注《淮南·地形》篇亦曰：名山，大山也），大川谓之名川（《庄子·天下篇》曰：名川三百，支川三千，小者无数），大都谓之名都（《秦策》：王不如因而赂一名都。高诱曰：名，大也。《魏策》曰：大县数百，名都数十），大器谓之名器（《杂记》：凡宗庙之器，其名者，成则衅之以豭豚。郑注曰：宗庙名器谓尊彝之属。《正义》曰：若作名者，成则衅之，若细者成则不衅），大鱼谓之名鱼，（《鲁语》：取名鱼，韦昭曰：名鱼，大鱼也），其义一也。

故身无奇病

唯圣人从之，故身无奇病。澍案：此言圣人顺于天地四时之道，故身无病，无取于奇病也。王注训奇病为他疾，亦非其义。"奇"当为"苛"字，形相似而误。"苛"亦"病"也。古人自有复语耳，字本作"疴"。《说文》：疴，病也。引《五行传》曰：时即有口疴，或作"痾"。《广雅》：痾也。《洪范·五行传》：时则有下体生上之疴。郑注曰：痾，病也，通作"苛"。《吕氏春秋·审时篇》：身无苛殃。高诱曰：苛，病。《至真要大论》曰：夫阴阳之气，清静则生化治，动则苛疾起。《管子·小问》篇曰：除君苛疾。苛疾即苛病也（疾与病，析言则异，浑言则通）。下文故阴阳四时者，万物之终始也，死生之本也。逆之则灾害生，从之则苛疾不起，是谓得道。上承此文而言，则"奇病"之当作"苛病"明矣。"苛疾"与"灾害"对举，则"苛"亦为"病"明矣。王注于本篇之"苛疾"曰：苛者，重也。于《至真要大论》之"苛疾"曰：苛，重也。不知此所谓"苛疾"与《生气通天论》"虽有大风苛毒"，《六元正纪大论》"暴过不生，苛疾不起"之"苛"异义（《六元正纪大论》注：苛，重也）。彼以"苛毒"与"大风"相对，与"暴过"相对，此则"苛疾"与"灾害"对，与"生化"对，文变而义自殊，言各有当，混而一之，则通于彼者必阂于此矣。

肺气焦满

林校曰：按：焦，全元起本作"进满"，《甲乙》《太素》作"焦满"。澍案：作"焦"者是也。全本作"进"乃形似之讹。"焦"与《痿论》肺热叶焦之"焦"同义，"满"与《痹论》"肺痹者，烦满之'满'"同义。王注以"焦"为上焦肺气，上焦满颇为不辞。"焦满"与"下浊沉"对文，若焦为"上焦"则与下文不对，且上焦亦不得但言焦，斯为谬矣。

肾气独沉

林校曰：详"独沉"，《太素》作"沉浊"（藏本作独）。澍案："独"与"浊"古字通。《秋官》序官壶涿氏，郑司农

注：独，读为浊。又蜩氏疏"独"音与"涿"相近，书亦或为"浊"，然则"独沉""沉浊"义得两通。

愚者佩之

道者圣人行之，愚者佩之。澍案："佩"读为"倍"。《说文》：倍，反也。《荀子·大略》篇：教而不称，师谓之倍。杨倞注曰：倍者，反逆之名也。字或作"偝"（见《坊记投壶》），作"背"（《经典通》以"背"为"倍"）。"圣人行之，愚者佩之"，谓"圣人行道，愚者倍道"也。"行"与"倍"正相反，故下遂云：从阴阳则生，逆之则死，从之则治，逆之则乱。"从"与"逆"亦相反。"从"即"行"（《广雅》：从，行也），"逆"即"倍"也（见上《荀子》注）。佩，与"倍"古同声而通用。《释名》曰：佩，倍也。言其非一物，有倍贰也。是古同声之证。《荀子·大略篇一》：佩易之。注曰："佩"或为"倍"，是古通用之证。王注谓：圣人心合于道，故勤而行之。愚者性守于迷，故佩服而已。此不得其解而曲为之说，古人之文恒多假借，不求诸声音而索之字画，宜其诘鞫为病矣。

传精神

故圣人传精神、服天气而通神明。澍案："传"字义不可通。王注谓精神可传，惟圣人得道者乃能尔，亦不解所谓"传"当为

"抟"字之误也（抟与传、搏、博相似，故或误为传，或误为搏，或误为博，并见下）。"抟"与"专"同，言圣人精神专一，不旁骛也（《征四失论》曰：精神不专）。《宝命全形论》曰：神无营于众物。义与此相近。古书"专"一字多作"抟"。《系辞·传》：传其静也专。《释文》曰：专陆作抟。昭二十五年《左传》：若琴瑟之专一。《释文》曰：专本作抟。《史记·秦始皇纪》：抟心揖志。《索隐》曰：抟，古专字。《管子·立政》篇曰：一道路抟出入。《幼管》篇：抟一纯固（今本"抟"并讹作"博"）。《内业》篇曰：能抟乎？能一乎（今本"抟"讹作"博"）。《荀子·儒效》篇曰：亿万之众而抟若一人（今本"抟"讹作"博"）。《讲兵》篇曰：和抟而一（今本"抟"亦讹作"博"）。《吕氏春秋·适音》篇：耳不收则不抟。高注曰不抟，入不专一也。皆其证。

因于湿，首如裹

澍案：此言病，因于湿，头如蒙物，不了了耳。注：蒙上文为说，谓表热为病，当汗泄之，反湿其首，若湿物裹之，则是谓病不因于湿邪之侵而成，于医工之误矣。且表热而湿其首，从古无此治法，王氏盖见下文有因而饱食云云，因而大饮云云，因而强力云云，相因为病，遂于此处之因于寒、因于暑、因于湿、因于气（气为热气，说见下条），亦相因作解，故有此谬说。不思彼文言因，而自是相因之病，此言因于，则寒暑湿热各有所因，本不相蒙，何可比而同之乎？前后注相承为说皆误，而此注尤甚，故特辨之。

因于气，为肿

澍案：此气指热气而言。上云寒暑湿，此若泛言气，则与上文不类，故知气谓热气也。《阴阳应象大论》曰：热胜则肿。本篇下注引正理论曰：热之所过则为痈肿，故曰因于气为肿。

汗出偏沮

汗出偏沮，使人偏枯。王注曰：夫人之身常偏汗出而润湿者（宋本作"湿润"，此从熊本、藏本），久之偏枯，半身不随。林校曰：按"沮"，《千金》作"祖"，全元起本作"恒"。澍案：王本并注是也。《一切经音义·卷十》引《仓颉》篇曰：沮，渐也。《广雅》曰：沮，润渐洳湿也。《魏风》：彼汾沮洳。《毛传》曰：沮，洳其渐洳者。王制山川沮泽，《何氏隐义》曰：沮，泽下湿地也。是"沮"为润湿之象。曩澍在西安县署，见侯官林某，每动作、饮食，左体汗泄濡润透衣，虽冬月犹尔，正如经注所云。则经文本作"沮"字无疑。且"沮"与"枯"为韵也。孙本作"祖"，乃偏旁之讹（《说文》古文示作示，与篆书示字相似，故沮误为祖）。全本作"恒"，则全体俱误矣（沮之左畔讹从心，《小雅·采薇正义》引郑氏《易》注，所谓古书篆作立心，与水相近者也。其右畔讹作亘，亘与且今字亦相近，故合讹而为恒）。

足生大丁

高粱之变，足生大丁。王注曰：高，膏也。梁，粱也（宋本作梁，也从熊本、藏本）。膏粱之人，内多滞热，皮厚肉密，故肉变为丁矣。所以丁生于足者，四支为诸阳之本也。林校曰：丁生之处不常于足，盖谓膏粱之变，饶生大丁，非偏著足也。澍案：林氏驳注，丁生不常于足是矣。其云足生大丁为饶生大丁，辞意鄙俗，殊觉未安，足当作"是"字之误也（《荀子·礼论篇》：不法礼，不是礼，谓之无方之民。法礼，是礼谓之有方之士，今本是并讹作足）。是，犹则也（《尔雅》：是，则也，是为法则之则，故又为语辞之则。《大戴礼·王言》篇：教定是正矣。《家语》王言解作政教定则本正矣。《郑语》：若更君而周训之是易取也。韦昭曰：更以君道导之，则易取），言膏粱之变，则生大丁也。

春必温病

冬伤于寒，春必温病。澍案：春必温病于文不顺，写者误倒也。当从《阴阳应象大论》作"春必病温"（宋本亦误作"温病"，今从熊本、藏本乙正）。《金匮真言论》曰：故藏于精者，春不病温。《玉版论要》曰：病温虚甚，死。《平人气象论》曰：尺热曰病温。《热论》曰：先夏至日者为病温。

《评热病论》曰：有病温者，汗出辄复热，皆作病温。

筋脉沮弛，精神乃央

味过于辛，筋脉沮弛，精神乃央。王注曰：沮，润也。弛，缓也。央，久也。辛性润泽，散养于筋，故令筋缓脉润，精神长久。何者？辛补肝也。《脏气法时论》曰：肝欲散，急食辛以散之，用辛补之。澍案注说非也。沮弛之"沮"与汗出偏"沮"之"沮"异义。彼读平声，此读上声。"沮弛"谓坏废也。《一切经音义·卷一》引《三苍》曰：沮，败坏也。《小雅·小旻》篇：何日斯沮。《楚辞·九叹》：颜微熏以沮败兮。《毛传》王注并曰：沮，坏也。《汉书·司马迁传》注曰：沮，毁坏也。《李陵传》注：沮，谓毁坏之。弛，本作弛。襄二十四年《谷梁传·弛侯荀子王制》篇：大事殆乎弛。范宁、杨倞并曰：弛，废也，或作弛。《汉书·文帝纪》：辄弛以利民。颜注曰：弛废弛"。《文选·西京赋》：城尉不弛柝。薛综曰：弛，废也。本篇上文曰：大筋緛短，小筋弛长。緛短为拘，弛长为痿。痿与废相近。《刺要论》：肝动则春病热而筋弛。注曰：弛犹纵缓也。《皮部论》：热多则筋弛骨消。注曰：弛，缓也。纵缓亦与废相近。《广雅》：弛，纵置也。置即废也，是沮弛为坏废也。林校曰：央乃殃也，古文通用。如膏粱之作高粱，草滋之作草兹之类。案：林读央为殃，得之汉无极山碑为民来福除央，吴仲山碑而遭祸殃，殃并作央，即其证。惟未解殃字之义。澍谓殃亦败坏之意。《广雅》曰：殃，败也。《月令》曰：冬藏殃败。《晋语》曰：吾主以不贿闻于诸侯，今以梗阳之贿，殃之不可。是殃为败坏也。沮、弛、央三字义相近，故经类举之。经意辛味太过，木受金刑，则筋脉为之坏废，精神因而败坏，故曰味过于辛，筋脉弛沮，精神乃央。"筋脉沮弛"与"形体毁沮弛""精气弛坏"同意（形体毁沮《疏五过论》文，精气弛坏，《汤液醪醴论》文）。"精神乃央"与"高骨乃坏"同意（高骨乃坏见上文）。王注所说大与经旨相背，且此论味过所伤，而注牵涉于辛润、辛散、辛补之义，斯为谬证矣。

是以知病之在皮毛也。

藏本无也字。澍案：上文是以知病之在筋也，是以知病之在脉也，是以知病之在肉也。下文是以知病之在骨也。句末皆有也字，不应此句独无，藏本脱。

生长收藏

天有四时五行，以生长收藏。熊本、藏本"生长"作"长生"。澍案：作"长生"者，误倒也。有生而后有长，不得先言长而后言生。注曰：春生、夏长、秋收、冬藏，谓四时之生长收藏，是正文本作生长之明证。下文亦曰故能以生长收藏，终而复始。

春必温病

熊本、藏本作"春必病温"。澍案：当从熊本、藏本乙转说是。

水火者，阴阳之征兆也

故曰天地者，万物之上下也；阴阳者，血气之男女也；左右者，阴阳之道路也；水火者，阴阳之征兆也；阴阳者，成万物之能始也。澍案：阴阳之征兆也，本作"阴阳之兆征"也。上三句下女路为韵（下古读若户。《召南·采苹》：宗室牖下。与女韵。《殷其霝》：在南山之下，与处韵。《邶风》：击鼓子林之下，与处马韵。《凯风》：在浚之下。与苦韵。《唐风》：采苓首阳之下。与苦与韵。《陈风》：宛痛宛曰之下。与鼓夏羽韵。东门之侧，婆娑其下。与栩韵。《豳风》：七月入我床，下与股羽野宇户鼠户处韵。《小雅》：四牡载飞载下。与栩盐父韵。《北山》：溥天之下。与土韵。《采菽》：邪幅在下。与殷纾予韵。《大雅》：绵至于畎下，与父马浒女宇韵。皇矣以对于天下。与怒旅旅祜韵。凫鹥福禄来下。与渚处湑脯韵。蒸民昭假于下。与甫韵。《鲁颂》：有驰鹭于下。与鹭舞韵。其余群经诸子有韵之文不烦枚举也）。下二句征始为韵，征读如宫商角徵羽之徵。文十年《左传》：秦伯伐晋取北征。《释文》：征如字三苍云县，属冯翊，音惩，一音张里反。《洪范》念用庶征与疑为韵，逸周月篇灾咎之征（从《太平御览·时序部十三》所引）与负妇为韵（负，古读若丕。《小雅》：小宛果蠃负之，与采似韵，《大雅》：生民是任是负，与秬芑秬秠芑祀韵。《大戴记·曾子制言·上篇》：行则为人负，与趾否韵。妇：古读若否泰之否。《大雅》：思齐京室之妇。与母韵。《周颂》：载芟思媚其妇。与以土耜亩韵。《楚辞·天问》：滕有莘之妇。与子韵），是其证。（蒸之二部，古或相通。《郑风》：女曰鸡鸣杂佩以赠之。与来韵。宋玉《神女赋》：复见所梦，与喜意记异。识志韵。《贾子连语篇》：其离之若崩。与期韵。又《说文》：倗，从人，朋声，读若陪。位㔻，从邑，崩声，读若倍。凝为冰之或体，而从疑声。绰为绘之籀文，而从宰，省声。《周官》：司几筵凶事，仍几注故书。仍作乃。《尔雅》：晜孙之子为仍孙。《汉书·惠帝纪》：仍作耳。《楚策·仰承甘露而饮之新序·杂事篇》：承作时。《墨子·尚贤篇》：守城则倍畔。《非命篇》：倍作崩。《史记·贾生传》：品物冯生。《汉书》：冯作每。《司马相如传》：葴橙若荪。《汉书》：橙作持）。今作征兆者，后人狃于习见，蔽所希闻而肌改，而不知其与韵不合也。凡古书之倒文协韵者多，经后人改易而失其读。如《卫风·竹竿篇》远兄弟父母，与右为韵，而今本作"父母兄弟"（右古读若以，母古读若每，其字皆在

· 123 ·

之部，若弟字则在脂部，之与脂古音不相通）。《大雅·皇矣》篇同尔弟兄与王方为韵，而今本作"兄弟"。《月令》度有短长，与裳量常为韵，而今本作"长短"。《逸周书·周祝篇》恶姑柔刚，与明阳长为韵（明古读若芒），而今本作"刚柔"。《管子·内业》篇能无卜筮而知凶吉乎，与一为韵，而今本作"吉凶"（《庄子·庚桑楚篇》误同）。《庄子·秋水》篇无西无东，与通为韵，而今本作"无东无西"。《荀子·解蔽》篇有皇有凤，与心为韵（《说文》凤从凡声，古音在侵部，故与心韵，犹风从凡声而与心韵也，见《邶风》绿衣谷风，《小雅》何人斯，《大雅》桑柔烝民），而今本作"有凤有皇"。《淮南·原道》篇鹜忽恍，与往景上为韵（景古读若样），而今本作"恍忽"。与万物终始，与右为韵，而今本作"始终"。《天文》篇决罚刑与城为韵，而今本作"刑罚"。《兵略》篇不可量度也，与迫为韵（度，同不可度思之度。迫古读若博），而今本作"度量"。《人间》篇故啄蠹剖柱梁，与羊为韵，而今本作"梁柱"。《文选·鹏鸟赋》或趋西东，与同为韵，而今本作"东西"。《答客难》外有廪仓，与享为韵，而今本作"仓廪"，皆其类也。

阴阳者，万物之能始也

林校曰：详天地者至万物之能始与《天元纪大论》同。彼无阴阳者，血气之男女一句。又以金木者，生成之终始，阴

素问校义

阳者，万物之能始。澍案：阴阳者，万物之能始也当从《天元纪大论》作金木者，生成之终始也。金木与上天地、阴阳、左右、水火文同一例，终始与上上下、男女、道路、兆征，皆两字平列，文亦同例。若如今本，则阴阳者三字与上相复，能始二字义复难通。注谓能为变化生成之元始（宋本、吴本化下有之字，此从熊藏本），乃曲为之说，即如注义，仍与上四句文例不符，盖传写之讹也。

病之形能也，药恬憺之能，与其病能，及其病能，愿闻六经脉之厥状病能也，《病能论》，合之病能

此阴阳更胜之变，病之形能也。澍案："能"读为"态"。病之形能也者，病之形态也。《荀子·天论》篇：耳目口鼻口，形能各有接而不相能也，形能亦"形态"（杨倞注误，以形字绝句，能属下读，高邮王先生《荀子杂志》已正之）。《楚辞·九章》：固庸态也。《论衡·累害》篇："态"作"能"。《汉书·司马相如传》：君子之态。《史记》徐广本："态"作"能"（今本误作"熊"）。皆古人以能为态之证（态从心能，而以能为态，意从心音，而《管子·内业》篇以音为意，志从心之，而《墨子·天志》篇以之为志，其例同也。此三字盖皆以会意包谐声）。下文曰是以圣人为无为之事，药恬憺之能，"能"亦读为"态"，与事为韵。恬憺之能，即恬憺之态也。《五脏别论》曰：观其志意，

· 125 ·

与其病能（今本误作"与其病也"，依《太素》订正，辨见本条）。能亦读为"态"，与意为韵。病能即病态也。《风论》曰：愿闻其诊，及其病能。即及其病态也。《厥论》曰：愿闻六经脉之厥状病能也。"厥状"与"病能"并举，即厥状，病态也。第四十八篇名《病能论》，即病态论也。《方盛衰论》曰：循尺滑涩寒温之意，视其大小，合之病能。能亦与意为韵，即合之病态也。王于诸能字或无注，或皮傅其说，均由不得其读释音发音。于本篇上文能冬不能夏曰奴代切，下形能同，则又强不知以为知矣。

从欲快志于虚无之守

是以圣人为无为之事，乐恬憺之能（读为"态"，说见上），从欲快志于虚无之守。澍案："守"字义不相属，"守"当为"宇"。《广雅》：宇，尻也（《经典通》作居）。《大雅·绵》篇：聿来胥宇。《鲁颂·閟宫篇》序颂僖公能复周公之宇。《周语》：使各有宁宇。《楚辞·离骚》：尔何怀乎故宇。毛传、郑笺、韦、王注并曰：宇，居也。虚无之宇，谓虚无之居也。"从欲快志于虚无之宇"与《淮南·俶真》篇"而徒倚乎汗漫之宇"句意相似。高诱注亦曰：宇，居也。"宇"与"守"形相似，因误而为"守"（《荀子·礼论》篇：是君子之坛宇，宫廷也。《史记》：《礼》《书》坛宇误作"性守"。《墨子·经上》篇：宇弥异所也。今本"宇"误作"守"）。

三三医书

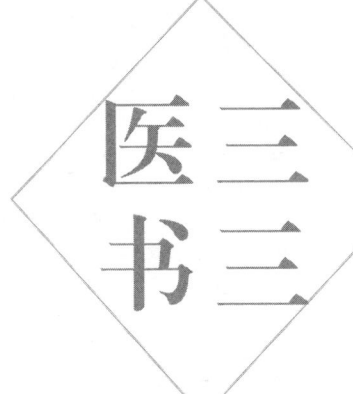

医津一筏

清·江之兰 撰

提要

　　《医津一筏》一卷,一名《医津筏》,国朝江之兰撰。以经文为主,而分条疏论于后。本社藏有别本,名《内经释要》,内容从同,惟自序末少九十字,及标题下无辑校者姓名,度系翻印时所改易删节。因第一集《医经秘旨》刊行后,有姚光祖君之考正,谓其文多出《医津筏》,故已辑入本集,以存真相,乃荷高思潜君亦以《内经释要》对勘相示,复承张叔鹏君以《医津一筏》原刻见惠,爰合校之。

自序

　　医以寒治热，以热治寒，以消导治积，以快药泄满，以补治虚羸，以涩固脱，以利下攻秘，以润治渴，以辛温散表，以香燥理气，以寒凉止血，以通止痛，以养血治不得眠，以补兼滑治脉迟涩，以清且敛治脉洪大，以下气清火治上逆，以利水通淋治水泛溢，以凉表治发热，虽在下愚，不难措手。惟是以寒治寒，如诸寒鼓栗如丧神守，皆属于火是也；以热治热，如发表不远热是也；以补治积，所谓养正积自除是也；以益气治满，所谓满用术、甘是也；以下治利，所谓通因通用是也；以提气治闭，如小便不利用补中益气是也；以泄水治渴，如五苓散治消渴是也；以寒散表，如四时感冒，怫热自内而达于外，药用苦寒、酸寒是也；以凉平理气，丹溪所谓气有余便是火是也；以温补止血，如黄土汤、桃花汤是也；以攻击治不得眠，如胃不和则卧不安，又痰在胆经，神不归舍是也；以利下治迟涩之脉，如脉迟而滑有宿食，又脉涩不减，为中焦实是也；以补中治洪大之脉，如内伤用补中益气汤是也；以温中治呕逆，如吴茱萸汤、大半夏汤是也；以固表和营治水，如水在皮中，四肢聂聂动，防己茯苓汤是也；以实表出汗，治太阳中风，如桂枝汤是也；以攻下及补益治发热，如表无热而里有热是也。如此之类，苟条分缕析，何可殚述，虽在上智，亦费推求。前哲非不深切著明，后人动手便错者，良由但知治法之所当然，而不知治法之所以然也。不揣疏略，谨将疑似难用之理，提纲挈领，本之《内经》，论其大概，俾业医者一举三反，触类旁通，所谓比类奇恒，或在于是。

噫！医道之废也久矣。在往古翰墨诸臣奉敕笺注医书，尚且随文顺释，颇多讹舛。况目不辨鲁鱼之人，不过藉以牟利，反能深惟其义乎？然其解嘲巧诋，则曰尽信书则不如无书。今天下稽古之士，凡奥旨鸿裁，正不当与若辈瞽见也。

张 序

　　一介之士，苟存心济物，于物必有所济，虽蓬累而行，与得其时，则驾者不可同年而语，而其志则足尚矣。

　　吾友江子含徵，顾影无俦，居东海之滨，喜读书，达通塞，其才如五石之瓠，不适于用，然济人利物之心，未尝去怀。蚤年善病，颇究方书，遂以天下之疲癃残疾为己任，视人之呻吟痛苦，不啻若涉者之溺于渊，呼号求救，而思欲手援之。弹铗鼓琴之余，医门著述，满簏盈箧，《医津一筏》，第其中一则耳。今之著辑医书者，亦不乏人，但不过摭拾前人牙后慧，割裂补窜，攘为已有，以博名高，究之中无所得。苟逞其臆见，率意妄行，惟有载胥及溺而已。江子之书，则折衷诸家，参以己意，将疑似难明各种汇集成编，真古今所必由之理，实天下所未见之书。俾业斯道者引而伸之，平时得之于心，临病应之于手，裨益苍生，殊非浅鲜也。

新安张潮叙

目录

医津一筏 / 135
 治病必求其本 / 135
 有者求之，无者求之。盛者责之，虚者责之 / 140
 疏其气血，令其调达，而致和平 / 150
 适事为故 / 152
 反佐以取之 / 152
 从少从多，观其事也 / 155
 必伏其所主而先其所因 / 156
 寒之而热者取之阴，热之而寒者取之阳，各求其属 / 158
 明知逆顺正行无间 / 161
 推本阴阳 / 162
 食养尽之，毋使过之，伤其正也 / 163
 微妙在脉，不可不察 / 165

医津一筏（一名《内经释要》）

歙县江之兰含徵著
和县高思潜考正
吴县张炳翔叔鹏校录

治病必求其本

脾喜燥，伤于寒湿则不能消磨水谷，宜术、附以温燥之。然脾阴不足而谷亦不化，又不可以温燥为治。

有思虑伤脾，脾虚不能统血而矢出者；有思虑伤脾，脾虚不能消谷而作泻者。此皆以回护中气为本，勿治其标。

有肺虚不统卫血，血溢妄行，随气出于鼻为衄。如动气在右，汗之令衄是也。脾虚不能行津于三阴，胃虚不能行气于三阳，气日以衰，脉道不利，其血悉皆中积，此而欲消其留瘀，当以参、芪监之。

胎已数月,忽下血不止,有癥瘕害者,当下其癥而胎始安。设不知此,但一味养血安胎,是为癥瘕树帜也,胎可安乎?

刘澹庵曰:下癥安胎,必用驱逐峻剂,虽有故无殒。然不定其虚实而施之,恐非定法也。

火气逆上,是肝肾之阴失其龙雷蛰伏之性而上逆者。至于胃中湿热下流,又是邪气乘其木而阴气反走于上,俾上焦之阳不伸而肺中治节之令不行,故见为鼻塞、胸满、涎溢、恶寒、战栗之证。又咳嗽烦冤,是肾气之逆也,其所以上逆之故,亦有此二者虚实之异。推此则治痰莫先于降火,降火之法,亦须识此二者虚实之异。又平脉云:少阴脉不至,肾气微,少精血,奔气迫促,上入胸膈。夫少阴脉不至,是先天元阴元阳受伤。肾者,先天也;脾胃者,后天也。先天既已受伤,则不能生乎后天,故脾胃之阴阳亦伤,不能运化水谷而生湿热,热下流则膀胱之气化不行,浊气因而上入,浊气上入,肺气便壅,脾气愈滞,于是为痰为饮而腹胀食滞之症形焉。其少阳生发之气郁而不得升,为周身刺痛,为呕逆吐酸。心主之阳,为浊阴所乘,则为心悸怔忡。是肾之一脏病,而五六脏腑皆为之不宁,故养身莫妙于节欲也。若不知此,而但以行痰利气为治,则燥痰伤其阴,利气伤其阳,不坐困乎?此又专主肾虚而言也。

心肾不足,小便浑浊,中气不足,溲便为之变;金衰则水涸，溺色变为黄赤。此皆正气虚而生邪热，当推原其本而补之，苟徒执水液浑浊皆属于火一语而施治，病安能愈？

饮食劳倦，损伤脾胃，始受热中，末传寒中，要知始受之热，因谷气不得升举，壅而为热，又火与元气不两立之热，非实热也。故在始受之时，已云劳者温之，损者温之矣。病久安得不为寒中耶？东垣谓冲任之火传之督脉，督脉夹太阳寒气逆克丙火，似失之凿。

子母情牵，仇仇肆虐，或胜克乘薄之不一，又本脏本脉其别者，或走他脏他脉，一脏病，往往夹他脏而见证者。

邪之所凑，其气必虚。邪乘虚而入，是虚为本，邪为标，故去邪不可不加以养正，此一注脚，人所同也。然亦有身体壮盛之人，暴受邪气，如外感风寒，内伤饮食之类，本气未必皆虚，受病之后，反显虚象。若营卫受邪，则屈伸不利，动作衰之；脾胃受邪，则四肢无力，恶食呕泄之类。此邪气既凑之后，其气亦必虚。是虚因邪而显，邪为本虚为标，斯时但当亟去其邪，而正自复，不必顾虑其虚，用药牵制，此一注脚，余所独也。

治病当知标本矣。然犹不可不知标中之标，本中之本，如脾胃虚而生湿热，是虚为本，湿热为标也。至湿热下流膀胱之气化不利，是湿热为标，气化不利为标中之标。至气化不利，逆而上行，嗌塞喘逆，又标中标之标也。推此而逆求之，则本中之本亦可得矣。

阳旺生阴，气不足亦令人口干而津液不通。

喘而短气，须别寒热虚实，分类治之。至于哮则素有之痰之火，风寒所束而发，但看其人之强弱，用药轻重可耳。

肺本金寒水冷之脏，然既已汗吐下损津液而成肺痿矣，岂清凉之品所能复其津液乎？此仲景之竟用桂枝、人参、姜、枣所宜详究也。

火与痰本气与津液也，无病则为气与津液，有病则为火为痰。然致病之由，不过内伤外感，有余不足而已。求其本而治之，则痰消火灭，故曰见痰莫治痰，见热莫治热者以此。

内伤外感悉能致劳，苟不察其虚实，但施养阴清热之套剂，则虚者未必受补，而实者愈实矣。

失血证毕竟属热者多，世有用寒凉而反剧者，盖有气虚之火，有血虚之火耳。冲气上逆，有上焦之阳不足而阴气上干者，有下焦之阴不足而阴火上逆者，有脾胃之湿热下流而肝肾之气不能固守于下者，俱夹冲脉故耳。

邪火内炽，阳事反痿，苦寒泻之，阳事勃然，火与真阳势不两立如此。世人以助火之剂，冀回真阳，非徒无益，而又害之。

所谓虚风者，似风非风也。然亦有阴阳之别，阴虚是热则生风，阳虚是阳气不能卫外。

卫为阳，阳虚不能卫外，故中风。风为阳邪，以类相召故也。但风为阳邪，既中之后，每多显阳热之症，此不可不推求其受病之本，而务从事于见病之标也。诸病皆治其本，唯中满与大小便不利当治其标，以证之危急，不暇为本计也。余谓果系实证，则不难消导之，通利之，治其标可也。若涉虚证，其法可行乎？仍当治其本。

东方常实，有泻无补，其说有二。一者肝为将军之官，其性刚劲急速；一者木火同居，风乘火势，火助风威，皆毋赞其胜也。若言其本，则乙癸同源，养血与滋阴并急。

颠、狂、痫皆主于痰。颠是虚而致痰；狂是实而致痰；痫是风而致痰。虚、实、风为本，痰为标也。

痰在肺曰燥痰，又曰气痰，以肺为燥金而主气也。燥为本，气为标，其痰涩而难出见为证也。往往胸膈阻塞，关节不利，不知者以辛香燥热利其气，燥者益燥，气愈不利。

肺虚咳者何也？失其降下之令也。徒降其气，咳愈频矣。

黄昏咳多者，是火气浮于肺，此阴虚之火，故宜五味子敛而降之。

诸痿喘呕，皆属于上，上者，肺也，不得以香燥利气。

湿胜则濡泄，当以燥剂治之，然逆秋气则伤肺，冬为飧泄，此肺移热于大肠之病。若以温燥治之，是益其病也。

渴固多热，然内外伤感悉能令津液不行，而渴须求其自。

三阴结是水之本，至肺气不利，发为浮肿、喘嗽、口干、小便涩、腹满、黄汗、身重不能转侧、阴肿。阴湿则又水之标也。

寒邪在标，郁热于经，而令咳血、衄血，解表自愈，麻黄汤、杏子汤是也。心肺有疾而鼻为之不利，不必主专于风寒也。

治病必求其本。本者，下为本，内为本。故上热下寒，但温其寒而热自降；表寒里热，但清其热而寒自已。然须加以反佐之药，以免格拒，至于先伤于风而后伤于寒，先伤于暑而后伤于湿之类，又当相其轻重缓急而施治。

有者求之，无者求之。盛者责之，虚者责之

四肢无力，动作衰乏，虚也。然邪客营卫则出入之道废，中焦有阻则升降之机穷，亦能见证如此，故曰无者求之。

诸痛无补，言气逆滞也。虽然，壮者气行则愈，怯者着而成病，真气虚乏之人，诸邪易于留着，着则逆，逆则痛。疏刷之中不可无补养之品，徒恃攻击，则正愈虚，不能送邪外出，邪愈着而痛无休止也。遇斯疾者，攻补兼施而不愈，遂宜屏弃一切，其要又在断厚味，远房帏，使邪无所助，而正气日胜，然后佐以疏刷，击其惰归，病无不愈。但邪气方炽，病者正在呻吟痛苦之时，医者教之以如此，如此是犹子舆氏教滕君以强

为善，鲜不以为迂阔而远于事情者也。又若脾胃亡液，焦燥如割，宜用真生苄脉汤。阳涩阴弦而腹中急痛，当用小建中汤。肝气不足，两胁下满，筋急，不能太息，四肢厥冷，发呛，心腹痛，目不明了，爪甲枯口而青，宜补肝汤。房劳过度，肾虚羸怯之人，胸膈间多隐隐痛，此肾虚不能约气，气虚不能生血之故，气血俱虚则凝滞而作痛，宜用破故纸之类温肾，芎、归之类养血。又胸痹痛，有真阴虚而然者，有元阳虚，地气上干而然者。头痛，有气虚者，有血虚者，有肾虚者，皆不可不无补也（芎，地黄也）。

妇人因产，去血过多，腹中急痛，是肝木无血以养，宜当归建中汤，亦是痛而应补者。

妇人居经，血弱气盛，孤阳独呼阴，不能吸阴，为积寒。阳为聚热，故时发洒浙、咽燥、汗出，或溲稠数多，唾涎沫，其脉右浮大，左弱涩，此当养其血，所见之证勿计也。

证象白虎，误服白虎汤必死，言治假以真也。

寒邪闭其营卫，当以升发之药散之。然素有痰热之人，遇此升发之药，痰随气上，闭住肺气，皮毛为之壅遏，邪愈不得泄，病反增据，又当以苦泄之。

心火不得越则郁于小肠，肺气不得泄则郁于大肠。小肠下口即大肠上口，故奔迫无度，里急后重而成滞下，此是风寒内缩使然。徒责之湿热，未能万举万当，所以治痢亦当与治疟半表半里同法。

食积,痰留舍肠胃之间,气行则出,有似鱼脑,间以血丝,闭气滑肠,状如痢,利反快,不可作痢疾治也。

热则生风,痿痹不随,而有风象,医以风治之,恐不免致痿也。

便泄、肛门热有火热,有阳陷二端。

先天者,无形之虚,神而已矣;后天者,有形之实,则气血也。治先天当以神治神,治后天当以形益形也。但神虚则气血不生,神乱则气血不宁,气血虚则神无以养,气血乱则神为之迁,此又当消息之耳。

张汉瓿曰:气血即神之窟宅,不治气血,何由治神?以神治神立论如此,尚须着落耳。吾常谓谈医之道,不可一语模糊,令人徒作天际真人想也。

天地阴阳,停匀方不崩不拆,人亦如之。禀畀之后,嗜欲不节,起居无时,七情六淫所伤,致此阴阳有所偏损则偏胜,故见以为有余而实也。有余,但治其偏损者,而有余自平。

形气有余,病气有余,泻之可也。形气不足,病气不足,补之可也。至若形气有余,病气不足,形气不足,病气有余,当责有无真假。东垣云:但补泻病气之有余不足,不必顾其形气之有余不足,似非确论。

幼科大便黄赤,属热是矣,其青白亦未可专以为寒。夫水谷入胃，入大小肠，肠胃无邪，则水谷以传次化者，清入营卫化精微，浊者下广肠成糟粕，粪为之变。设肠胃有寒，水谷不得热腐，故下利清白，完谷不化。然肠胃有热，水谷不得停留，亦下利清白，完谷不化，不得专以为寒也。

肾为先天之本，脾为后天之本，固矣。然肺金不足，或不得其平，亦不能生水。心火不足，或不得其平，亦不能生土。徒责之脾肾无益，故病亦有治标而得者。百病不离乎火。火者，天地所有之气，亦吾身所有之气也。从外入者，天地亢害之气，吾身中以类相感召，亦令此气为之亢害也。此伤暑受热是矣。至若七情，以及风寒燥湿动乱为火者，以火喜条达而恶遏抑，今以七情及风寒燥湿抑遏之，动乱为害，然发之、泻之、制之、克之可也。迨夫相火，则其体藏于右肾之中，所以配左尺之水，俾此水得以彻于上下，周于四表，充肤泽毛，若雾露之溉，虽水为之，实火为之也。设使阴虚，此火失其窟宅，游行于四肢百骸，五脏六腑之间，而为大患。阳虚则此火无根而脱出，为患亦然。此不可以湿折水灭，唯当相其人之阴虚阳虚而补养之。独是体虚之人，易于受邪，或内外伤感，抑遏成火，则补虚之中，不可无泻实之药，若六味地黄丸加黄柏、知母等方是也。审此则用药不难中肯綮矣。

张永孚曰：相火禀命于命门。真水，先天水火原属同宫，水以火为主，以水为原。下论曰：设使阴虚此，火失其窟宅，阴虚即水亏火脱，出即阳虚，岂六味加知、柏反可平之者耶？

诸疮将结痂时，必极痒，盖痒为虚。先时邪盛则痛，今邪去则虚，虚则痒，邪去则痂。若痈疽初发便痒，是邪盛正虚也。

上有绝阳之络，下有破阴之纽，皆是气虚不能缉续故也，补之所以缉续之耳。但正气一虚，邪火便盛，又谷气不得升举，壅而为热。又气虚不续，而有留气，为喘、为满、为痛，往往见有余之证，令人异首畏尾，而不敢径行施补，迁延就毙者有之。

肺出气，肾纳气，所谓一呼天根，一吸地穴，循环无端，应刻而不疾徐者也。此气一虚，则断而不续，或短气不足以息，或壅而为满，虽云气不归原，其实只是气虚也。若阴虚阳无所附，上见喘满，此则真是气不归元耳。

言而微，终日乃复言者，此夺气也。湿家短气，声如从瓮中出，此气为湿所持而然。然则有形之伤，悉能令气短，不能定以为夺气也。

诸痛皆主于气滞，但气滞之由，有虚有实，不得专主疏刷。

脚肿无非湿热，盖浊邪下先受之也。膏粱厚味之人，由湿热下流；田野耕凿之人，由寒湿外侵。是为实邪。中气素馁，土虚不能制湿之人，是为虚邪。二者虽有虚实之不同，然皆本于湿,唯是一种。形瘦多热,年老阴虚者,每至日午,脚面浮肿,此何以故?予尝思之,阴虚而至暮年,阴愈虚矣。虚极之阴,便不能吸气归原,而升举其阴,于是阳独浮于上,阴独沉于下,而脚至暮浮肿也。

汗多亡阳,下多亡阴,言阳主外阴主内也。然岂无辛热而损盖覆之阴,岂无苦寒而伤闭蛰之阳?必以见证何等而参之以脉,方为不误。

刘澹庵曰:汗多亡卫外之阳,下多亡主内之阴,二者应之速。汗,不过一汗再汗;下,不过一下再下,而遂亡阳亡阴。辛热损阴,苦寒伤阳,则有渐积使然。

治风热燥火寒湿之中,尤必以真阴为先务。治寒湿温燥之中,尤必以真阳为先务。然风热燥火,亦有亡阳者,阴虚阳无所附也。寒湿亦有亡阴者,阳虚阴必走也。

厚味之人,不妨消导,然情欲过度,又宜慎之。藜藿之人,最忌消导,然淡食形盛,又在不禁。

凡病烦躁而愈者,以邪气盛时,正不能与之争,反相安于无事,及其正复而与邪争,故烦躁也。以此知瘫痪不随之证,无痛痒反难瘳,以正为邪并举而能复耳。

病有在下者,其见证反在上,蓄血发狂是矣。在上者,其见证反在下,肺气壅,大便频,肺气虚,小便数是矣。在表者,其见症反在里,如三阳合病下利是矣。在里者,其见症反在表，如热深厥亦深及面反戴阳是矣。

风温、温疟，得之冬，中于风寒，遇温而发，其气自内而达于外，故多汗。不比风寒外束，闭其营卫，当须发汗解肌也。故以发汗为逆，然其邪自内出。若因汗而骤加敛表之药，邪不得越，为害匪轻，务必相其人之虚实，清解得宜。

虚不受补，邪实也。实不受攻，正虚也。

气有余便是火，气焉能有余？惟是少一分之阴，便多一分之气，此一分之气，无所归宿，而为火矣。

张汉瓿曰：血阴气阳，二者属人，未见其有余。少一分阴，便多一分火，火有余则似气有余也。如此说方透。

阴阳有偏胜为病者，有偏负为病者。然偏胜之中，往往有偏负之假象，补之则益胜。偏负之中，往往有偏胜之假象，泻之则益负。

清气不升，浊气不降，七情六淫，气血饮食痰皆能为之，苟不求其本而但利其气，气之升降得乎。

疟疾无汗，要有汗，固矣。至于有汗要无汗，此亦不可不斟酌也。虽疟邪有虚实之不同，其始未有不因暑邪内藏，阴邪外束所致，邪气乘阳则阳盛，阳盛则外热，热则腠理开。又暑为阳邪，阳邪多汗，故疟症往往多汗，数发之后，邪气渐衰者，亦以邪从汗解，所以疟疾虽众，不救者少，亦以此故也。岂可因其多汗，而遂加以固表之药，邪无从解矣。故古人但言扶正为主，亦未尝言固表也。余谓汗少不妨更汗，若汗多不必更发汗，似为得之。

医家要明不可治之病，而后知有可治之病。不可治之病，真阴元阳虚极故耳。如形盛脉细，少气不足以息者，死。形瘦脉大，胸中多气者，死。世人徒读其文，而不绎其义，岂知形盛脉细，元阳虚也，少气不足以息，虚之极也，故死。形瘦脉大，真阴虚也，胸中多气，虚之极也，亦死。又如温病，穰穰大热，脉反静者，死。下利脉反大者，死。又皆正气虚，而邪气实也。正不胜邪，故死。可见凡病之不可治者，由真阴元阳之虚，则其可治者可意会也。

邪气之所凑，其气必虚，故曰：不能治其虚焉。问其余，然亦不可执也。岂无壮年之人，违年之和，遇月之虚，及思虑应酬之间为虚邪贼风所乘，又因脾气健旺，过啖甘肥炙煿，酿成胶痰实火，则发表攻里，如河间之推陈致新，有何不可？因循顾忌，则反累伤正气，所谓五虚死，五实亦死。又云：毋实实，毋虚虚。今又不论虚实，动手便用补益，自谓调元之手，亦胶柱而鼓者耳。

庸工但执热则流通，寒则凝滞二语。一遇诸腹胀大，痰气阻滞，与夫大小便秘，遂行温利之药，不知寒热虚实是病皆有。如诸腹胀大皆属于热，在心曰热痰。气有余便是火，热则燥涩为癃。此等可温利乎？夫水下二刻，一周循环，此阴阳相抱之气而然，偏阴偏阳能之乎？故曰气化则出，其旨深矣。

手足心热及夜热，有虚有实，不得执定阴虚。

鬼贼相刑，固为恶候，然于理为顺，微邪薄所不胜，由己之虚也，于理为逆。所以病亦有微邪而笃者，贼邪而愈者。

营卫之或疾或徐，脾胃之或寒或热，痰因之而中积，血因之而留止，不亟为开囊活血，陈者不去，新者不生，始因虚而致实，终因实而致虚，此攻击之品，不能无也。

肝欲散，急食辛以散之，肝之实也。肝苦急，急食甘以缓之，肝之虚也。推之他脏，亦然。

女人血结胞门，则上焦之阳不得入于阴，在下则小腹里急，五液时下，在上则孤阳独浮而为发热，为掌上烦，为唇口干燥，又宜先开痹破阴结，引阳下行，不徒专恃滋阴。

小便少，亦有肺热不能通调水道者。

风湿症以去苍术加白术冲和汤为当。风寒症亦有风，有时开其腠理而自汗者。四时伤风，亦有自汗者，芪芍宜慎。

风火皆阳，能开其腠理，皆自汗、多汗，一则桂枝，一则白虎，不可紊也。廉泉开，有中焦郁热者，有中风舌纵者。

虚则不能运化精微，郁而为热，此阴黄之由。

紧敛劲缩，燥之体也，风胜反似之，兼胜己之化也。

营卫受气于中，中有所阻，则营虚发热，卫虚恶寒，故气血饮食痰皆能寒热者，质此。

青筋症，面青唇黑，手足厥冷，气逆血冲使然。医者，意中不先有此一症，鲜不认作阴经伤寒也。

膈间有热痰，热气上蒸，脉道壅塞，故令人头风目昏。治以酒蒸大黄，自上抑之，所谓鸟集高巅，射而落之也。此症甚多，眼科未尝载，予每治验。

人身中有形之物皆属阴，故曰瘦人血虚。然肥人亦有痰生热，热生风，风生燥，燥则伤阴，往往亦有阴虚者，不可不知。

痰之汹涌上焦，结聚胸中，皆由于气。故治痰莫先于治气，治气又莫先于降火，破气清火则痰自消，此则言乎六淫七情，怫郁暴积之痰耳。若日积月累，老痰凝结，又当积渐，以消释之，更当相其人之阳虚阴虚，助以调补。苟如前法，将见痰未降而气已消，为患不可胜言矣。医者晓得当汗而汗，当下而下不难。晓得当汗而不能汗，当下而不可下为难。仲景之可与不可，宜详玩。富贵之人，恣情纵欲，自揣不足，求补于味，不知肾虚则胃弱，不能消磨其厚味，不生津液而反为痰涎，中州不运矣，气愈弱矣。病者不察虚中有实，医者又不识实中有虚，攻之不安，补之无益，聊藉参、芪，苟延岁月。一旦奄逝，自谓其命，宁不悲哉！

按之痛者为实，不痛为虚。夫按则气散，即实，亦有因之而痛减者；虚则气壅而为痛，复按之，气愈壅，即虚亦有因之而益痛者。正未可执此而定其虚实也。若以热手久按痛止为寒，不止为热，此则差可必耳。

七情所伤，动乱其火而伤阴，此易知也。七情所伤，动乱其神而损气，此难知也。要知神乃气之帅，神乱则气自损耳。

疏其气血，令其调达，而致和平

膏粱厚味之人，形盛气衰，以气不足以充故也。然气不足则生痰，以为气不足而补之，则痰气愈滞，胸膈不利，营卫不通，加之以肾元衰耗，厥气上逆，诸病丛生，故善治者补益之中不可不兼之伐痰。然端本澄源，又在远房帏，断厚味为先务也。

五脏各有专司，六腑互为输泻，不啻百僚帅师矣。十二经以行于表里上下，十五络以络之奇经八脉，以藩蔽之，不啻金城汤池矣。然主不明则十二官危，土崩瓦解之势一朝而至。可见善养生者，全在收摄此心。程子曰：心要在腔子里。朱子曰：必使道心，尝为一身之主，而人心每听命焉，则天地万物位且育，岂但区区却病而已。

刘澹庵曰：人身别有一主，非心也。谓之君主之官，当与十二官平等，不得独尊心之官为主。若以心之官为主，则下文主不明则十二官危，当云十一官矣。此赵无闻所见，甚超也。阴虚则阳无所附，气有升无降，法当以滋阴之药为君，敛降之药为佐，苟徒降其气则浊未必降，而清且随之矣。阳虚则此气中断，气有降无升，法当以补中药为君，升举之药为佐，苟徒升其气，则清未必升，而浊日随干矣。此治阴阳偏虚不易之理。外此，或七情逆滞，或气血饮食痰阻碍中焦，妨其升降出入之路，其人元气未亏，不妨升之降之可也。

然以上悉指后天有形气血而言。若论先天元阴元阳，则阴虚阳必薄，阳虚阴必乘，此时但当峻补其阴阳，无暇为升降治标计也。

八珍汤固是阴阳平补之剂，然人禀受不同，岂无偏胜偏虚？则知少补一分之阳，不足以配阴；少补一分之阴，不足以配阳。多补一分之阳，则阴气耗竭一分；多补一分之阴，则阳气牵滞一分。此调理不足之症，最为棘手，况乎体虚之人，外淫易犯，内情易起，饮食易停，痰血易滞，尤不可仅责其所无而不求其所有也。

阴虽主降，然必欲从天而降，阳虽主升，然必欲从地而升，方谓之阴阳相抱。故用苦寒以治火之王，辛温以治水之王，病未去而寒热反增。

邪正相搏则痛。若正不胜邪，不妨补之，然须佐以去邪之药。若正气太虚，又不妨纯补，俟其正复，然后加以去邪之药。《兵法》云：先为不可胜，以待敌之可胜。又曰：善战者，立于不败之地而不失，敌之所以败也。

虚痛虽有气血寒热之分，然皆主于气郁滞，气不滞则痛无由生。气虚则气行迟，迟则郁滞而痛；血虚则气行疾，则前气未行而后气又至，亦令郁滞而痛。故气虚补气，血虚补血，俾阴中有阳，阳中有阴，反其漏下二刻一周，循环之常，痛自愈也。

适事为故

世间病之杀人者十三，而药之杀人者十七，皆由不知阴阳虚实之理也。如劳瘵未必遽死也。欲退其蒸，频用寒凉，则脾泄而不可救矣。膈噎未必遽死也，欲开其郁，频用香燥，则三阳结而津液竭矣。水肿未必遽死也，欲利其水，频用淡渗，则阴亡而成阳水矣。如此之类，未易枚举。操司命之权者，岂可不知中病即止之理！

反佐以取之

阳虚而见阳热之症，此是真火无根而脱出也。阴虚而见阳热之症，此阴虚，阳无所附而然也。阳盛而见阴寒之症，阳盛拒阴也。阴盛而见阳热之证，阴盛格阳也。四者用药差讹，死生反掌。

阳虚阴必走，水无气以鼓之，不能周流循环，是以走也。故有阳虚失血者，然血本水类，水就下，既无气运之上行，则当从二阴之窍脱出。今阳虚之血往往见为吐衄者何也？要知命门火衰之人，真阳脱出，浮游于上，阴血扰乱不宁，亦从而脱出也。海藏云：激而为吐血、衄血者有之，心肺受邪也。下而为便血、溺血者有之，肾肝受邪也。其言可想。

阴阳格拒，药用反佐，谓之反治可也。至于真寒而见假热，真热而见假寒，药用反佐，其实正治也。

血脱益气，是阴虚，阳无所附，故不得不先补其阳，然后徐调其阴，此从权之治。寻常阴虚劳瘵，不得以之藉口而以参、芪为家常茶饭。

热则生风，虽有虚实之不同，然皆为假象也。只是古方养血清热之中，而以风药为佐，此不可不深惟其义。夫风者，肝木之气，少阳之火系焉，喜条达而恶抑遏，火动风生，失其条达而抑遏也，佐以风药，以辛利之而复其性耳。

黄连、苦参，久服而反热；附子、干姜，多饮而反寒，虽云久而增气，反招见化之尤。究不外寒之不寒是无水也；热之不热是无火也。

痉证在外，阳病者仰而不能俯；在内，阴病者俯而不能仰，此不易之论也。而海脏附子散方下云：治伤寒阴痉，手足厥冷，筋脉拘急，汗出不止，头项强直，头摇口噤。夫头项强直则非俯而不能仰也。奈何？阴病亦然。意者，阴盛格阳于外，阳经热盛，故如此。如厥阴经，热深厥亦深，亦舌卷囊缩，此又是热乘其本，而阴反走于外也。予曾见头项强直之证，有与寒凉而随毙者，盖未达此理故耳。

肾者，胃之关，从阳则开，从阴则阖。阳太胜则开而为消，阴太胜则阖而为水明矣。仲景治水肿，主之以肾气丸，而治消渴亦然。宁不与阳盛有乖乎？予谓：此之消是肾中阳虚不能收摄也，此之渴是肾虚引水自救也。俞嘉言谓：肾水下趋，故消；肾气不上腾，故渴。均用此丸，蒸动肾气，恐未必然。

上虚固是阳虚，以身半已上同天之阳也；下虚多是阴虚，以身半以下同地之阴也。然一阳根于地下，而水出自高原，阳虚则有降无升，或虚之极而真阳脱出，阴虚则有升无降，或虚之极而真阴四射，又不可不进求焉。

阳中不可无阴者何？无阴则不能降也；阴中不可无阳者何？无阳则不能升也。故曰：天以阳生阴长，地以阳杀阴藏。

渴而汗出，小便利，大便硬，似不宜更利小便，重伤津液也。然仲景又有宜五苓散者，此盖通因通用，其小便利乃是热邪偏渗于小肠，故行乘势利导之法，如下利之用承气也。

燥与湿不两立之势，然湿则郁，郁则热，热则燥生，有不得不然之理，亦湿位之下，风气承之，风生燥也。仲景诸黄猪膏发煎，茵陈五苓散，分治气血分之燥旨哉！

截疟劫嗽，本非王道，亦有不能不用。如疟邪已去八九，胸中有痰癖留恋，其邪斯时不暇，顾其余而直攻其痰，则邪无留恋之处而病自愈。设邪气方张，则驱邪之未遑，正气已脱，则补救之未遑，敢用截药乎？咳嗽邪已去八九，而肺气虚耗，虚则气逆，斯时亦不暇顾虑，其邪之未散，而直收涩之收以止逆涩，以固脱，则正气复而余邪自解。设邪未去八九，而虚邪逆上，敢用劫药乎？

从少从多，观其事也

《伤寒》黄连汤，因其人本虚寒，阳邪传里，兴胸中之阳，两阳相合，故为上热。下焦之寒则自若也，所以上热下寒，斯时已成，乖否之象，病可愈乎？是汤之不可缓矣。

六气相合，有差多差少，有真象，有假象。真假之中，又复有差多差少，所以不可不知，从治之法也。

阳虚易于受寒，阴虚易于受热，以身中之不足感召外邪之有余，此流湿就燥之义，且无以御之之故也。然亦有阴虚中寒，阳虚受热者，其邪盖因虚而招致，不必同类而感召也。治热则恐亡阳，治寒则虑亡阴，最难为矣。

阴虚只当发热，不当恶寒，然亦有恶寒者，热胜反兼胜己之化也。气虚只当恶寒，不当发热，然亦有发热者，火与元气不两立也。

小便黄赤，多主于热。经又云：肺气虚则肩背痛寒，少气不足以息，溺色变。又冬脉不及，令人眇清，脊痛，溺色变。

二者言肺肾虚寒而小便变，何虚实寒热相悬而其病则同？若此要知肺虚则不能通调水道，肾虚则关门不利，皆能郁而为热，热则溺色变，是热则一第有虚实之不同耳。亦不可不知从治之法也。

张汉瓿曰：小便赤变有中寒，而如是虚人老人恒多。溺色变，热则一，未应说也。

必伏其所主而先其所因

丹毒之与发斑，亦有表里致病之殊。丹毒则系感触时行不正之气，滞于营卫；斑则由阳明瘀热而发于肌肉耳。二者虽宜清热，在丹毒不可不加以解散，在斑又不可不顾其虚，盖斑亦有亡阳于外者，如丹溪所治完颜小将军是也。又丹疹随出随没，系阴虚而虚火游行者。又身痒瘾疹，有因风湿及痰者。

风伤卫，卫伤则不能固卫津液，故令自汗。此说深得用桂枝汤之旨，表实则里虚，此一语人往往潦草看过，而不求其所以然，盖营卫受气于胸中，而脏腑亦受输于营卫，今营卫受邪而实，则失其转输之职而里为之虚，亦医道之浅而易忽者。

张永孚曰：营卫受邪而实，当言卫受邪而实，则营失其卫而里为之虚，不然表实里虚一语，终欠明耳。

病有大相悬殊，而其理则同者。如肺痿之与痿躄，肺痈之与痹病不同。然一本于阴虚，一本于阳实，其理则同，故学者不可不知比类。

人身中三阳经卫于外，三阴经守于中，原无胜负，第阳气喜舒而恶郁，郁则热生，七情六淫皆能令郁也。又天气作阳，厚味助火。又劳倦则阳和之气，动乱为火，如是则火与热搏击于身形之中，未免伤阴，阴伤则阳旺，阳旺阴愈伤，以至偏胜偏虚，故丹溪发阳有余阴不足之论。世人读其言，不精求其义，毋怪其有吠声。

太阴厥阴无热而少阴反有热者，缘少阴与太阳为表里，其经亦里之表。又少阴藏真阳，斯二者俱是反有热之故也。观其用麻黄附子细辛汤概可见矣。

胃偏于阳则消谷易饥。又曰：邪热不杀谷。盖消谷是胃阳发露，不杀谷是邪热耳。

《伤寒论》《金匮要略》岂每证治验，然后笔之于书哉！不过以正气与邪气相搏击在何经，又系何邪见证应作何等立其例，论其理耳。然却非杜撰，后人亦将此等理明白于胸中何难？因此及彼，昔贤议论，真筌蹄也。又《要略》者，是举其要而言，扩而充之，存乎其人。

燥极而口噤，善惊数欠者，以木被金囚而不舒也。妇人脏燥喜悲伤，亦是此意。

寒之而热者取之阴，热之而寒者取之阳，各求其属

当天地不交之时，阳独治于上，无阴以盖覆之。阴独治于下，而填九窍之原明者，当于阳药中加以收敛降下之品，使阳归于阴；阴药中加以升腾生发之味，使阴加于阳。

过用阴精而阴脱于下，暴喜伤阳而阳脱于上，则各补其阴阳。其有亡阴而阳脱于上，亡阳而阴脱于下，则脱阴者当补其阳，脱阳者当补其阴。

阴虚阳亢，法当益水，或加细生甘草以泻火，此先天之阴阳也。阴虚而生湿热，法当滋阴以泻湿热，如六味丸加黄柏、知母，此后天之阴阳也。阴虚而阳无所附，法当峻补其阴，以摄伏阳；阳虚而无所倚，法当峻补其阳，以承领其阴；阴阳两虚，则平补而各居其位。此后天之阴阳而并通乎先天之阴阳也。

相火有二，在少阴者，元阳也；在少阳者，生发之气也。皆须阴以养之。咳嗽大半是火来克金，谓之贼邪，故难愈。在实火固可泻，若虚火惟有壮水之主。然壮水岂常人之能事？又岂可以岁月程功？况乎阴虚于下则痰气壅于上，养阴之药又皆阻气留痰，亦未易仓卒取效也。

刘澹庵曰：此是内伤阴虚，火来克金之嗽。若风寒外入，

肺邪未出，失解者，久之，火亦克金，传变生痰，又在体认明白。

人有至冬寒时苦足冷，夜半阳气渐生，其冷愈甚，此亦质壮，秋冬夺于所用，病之轻者也。其人上焦必多热，盖两肾阴阳抱负，损一分之阴，即脱出一分之阳。既强力入房，夺其收藏之用，阴精纵未全亏，阳气亦难全藏，是以上焦每多热，下焦每多寒。至秋冬三阴气多，三阳气少之时，足为之冷矣。昼当阳气旺，或能入于阴，子后初生之阳，其气尚微，遂不能入于阴，而足愈冷也。比之夏至一阴生而天气反热，冬至一阳生而天气反寒，其理一也。矧脱出之阳与上焦初生之阳，至此时，两阳搏击于胸中，未免痰气混滞，此又阳不能入于阴之一义也。《内经》寒厥论云：春夏则阳气多而阴气少，秋冬则阴气盛而阳气衰。此人质壮，以秋冬夺于所用，下气上争不能复，精气溢下，邪气因从之而上也。人知秋冬夺于所用，谓秋冬夺于收藏之用，但不知收藏何物。岂知收藏者，指此阳气而言也。阳气至此时收藏肾中，正当思培养之计，为来岁生长化之用，奈何恃其质壮而以入房，遂夺此收藏之用，于是下焦之阳衰矣。衰则求救于上焦之阳。原赖于下焦之阳为之根，今下焦潜藏之阳既衰，而上焦之阳安能复也？阳不能持其阴精，而精气溢下，上下之阳俱虚，时令之寒挟下焦之寒从之而上，故寒厥耳。后人谓夺于所用，是精竭于下，上争而求救于母气。

肾所去者太过，肺所生者不及，故不能复。如此言则是阴虚之证不当见为寒厥，与阳气衰于下则为寒厥，及阳气衰不能渗营，其经络之旨大相背戾，此盖随文顺释之弊，后学无可适从耳。

肾虚水泛为痰，谓肾中阳虚也，阳虚故水泛溢。若阴虚则是有升无降，咳唾痰涎，二者相去径庭，治法迥别。

火之所以沉伏者，多本于阴虚，无以堵御。经谓：阴脉不足，阳往乘之也。故养得一分之阴，即能托出一分之火。如疟疾邪微正复，将欲愈者，口舌反生疮。又伤寒口渴为欲愈是矣。

丹溪阴不足之论，诚为精确，是则当养阴矣。然道家又言纯阳，又是喜阳而恶阴。不知阴阳不可偏胜，亦不可偏负，其相得无间，便是真气、元气，即生气也。人生动作不衰，皆赖此阳气，然养此阳气，又全赖此阴气，如鱼之有水。所以阴在内，阳之守也。然阴气匮乏一分，则阳气脱出一分，阴气全绝，则孤阳飞越而去矣。善摄生者，外邪不侵，内情不动，茹淡远则火不作而阴全，阴全则阳气相抱，四肢百骸皆阳气充乎其间，故曰纯阳。苟不知此理而一味养阳以求生，经曰：有阳无阴，谓之厥阳。厥阳可生乎？

疟之寒热，当知三者之别。一因有形之积留于中焦。夫中焦之气，主行营卫者也。为有形所阻，则营卫不能受气而虚，卫虚则恶寒，营虚则发热也。再则因暑邪为阴寒所束，在半表半里之间，一旦发动，薄阴则阴实而阳虚，薄阳则阳实而阴虚，阴虚则发热，阳虚则恶寒也。其三则因气血两虚，气虚则恶寒，血虚则发热也。凡病见寒热，总不越此三者。

张汉瓿曰：气血虚恶寒发热说，在疟之寒热条下宜分别。气不足则中焦之气断续而不行，凝结而为胀满痞塞。血不足则不能吸阳气于下，中焦之气亦断续而不行，凝结而为胀满痞塞。于此但当诊其脉症，察阴虚阳虚而补益之，一切破气消导之药不可用也。夫四肢百骸皆受气于胸中，气血虚则周身浮肿，亦如中焦之气断续不行，留结而为胀满痞塞也。于此亦当审其气虚血虚而补益之，浮肿自消，一切消肿利水之药，不可用也。

明知逆顺正行无间

呕衄血不止，有当下之者，人皆知血出下窍为顺，故其法应施于妄逆之际也。不知血之妄逆皆因于火，治火必用苦寒，苦寒之药能令血凝不流，血不流则气逆，呕逆岂能止乎？纵使得药而止，瘀血之患作矣。所以用苦寒下之，俾火降而瘀血不留，斯一举而两得也。

刘澹庵曰：呕衄用苦寒下之，是逐瘀血也。然不若慎用苦寒，无使血瘀不愈于下之乎。

推本阴阳

表之阳附于津液，大汗亡津液，故曰亡阳。里之阳附于肾水，房劳损阴精，故曰脱阳。不然，津液与精皆阴类，何以阳名？

温疟、风温，悉是冬不藏精之人，其寒直中少阴，至春因温而发病。虽有轻重之不同，而致病之由则一也。《内经》、仲景未详其治，而但有其论，后人因其论而彷佛其治，总不外甘寒以救肾，辛凉以祛温，独不思肾虚者，肾中之元阴元阳虚也。此法施之于阴虚之人则可，施之于阳虚之人其可乎？人但知冬不藏精，谓阴虚也，不思阴既虚矣，阳岂能安其位乎？况两肾中，一点真阳，命曰守邪之神，风寒直中少阴，多由神不能守，此等又可以前法治乎？安得起仲景于九原而细商至当不易之理也？

老人阴虚者，十常八九，阳虚者，百无一二，天地古今之理亦然。试观古人敦厚和平，阴之体也，今人尖锐躁急，阳之体也，世道渐漓亦指此，敦厚和平之阴气渐漓耳。审此，则用古方治今病，端有不可执者。至论进阳退阴，进君子退小人，若易之，喜复而恶剥，此阳盖指生发之气，阴指肃杀之气，又非谓人身日用消长之阴阳也。

刘瀚安曰：老人阴虚者固有，阳虚者更多。有服参、芪、附、桂而日不容已，始长年安保者，则何故耶？是说当论活些，勿执。

寒热，人身中之阴阳耳，治则为阴阳，乖则为寒热。

卫属阳，其气栗悍，故行速；营属阴，其气静翕，故行迟。疟邪之间一日及连二日发者，邪之着于营也，如周天之数，日行过之，月行不及，亦是阴阳迟速之分耳。生我者非他，五运之气也。死我者非他，亦五运之气也。故人有五脏，即具五行。及邪之所凑，或真气本虚，或他脏薄乘，则各呈现其象而为病，以脉言之，如真脏脉见，即与之决死期。

烧针益阳损阴，今时阴气渐漓，尽从火化，故烧针一法，多不效，匪无其传也，时世异也。即岐伯生于今之时，亦当舍烧针而从事汤液矣。治病有失之浅者，见病治病是也。有失之深者，诛伐过是也。推本阴阳，万举万当。

食养尽之，毋使过之，伤其正也

弦数者，风发也，以饮食消息止之，深得勿药之理。

神气相得，则生化之机不息，故养生家不能无为，而又不可使之有为。此便是天地无心而成化，圣人有心而无为之理。昧者为情欲所牵制而疾疢生，所谓吉凶悔吝生乎动也。此岂可以针砭药饵治哉！反观自养可耳。

要知邪气，即吾身中之正气。治则为正气，不治则为邪气，方知养正积自除之说不谬。

不澄其源而欲其流之清，不去其薪而欲其汤之不沸，不断厚味而欲其积之可消，此不可得之数也。

病之始起也，可刺而已。其盛，可待衰而已。读其文而不知其义，知其义而不详其法，皆不足以言治。请试论之，病之始起，不过由于真气失守，邪气乘之。邪气者，内伤外感是矣。其初只是客病，不妨攻之使去，故曰：可刺而已。久则正虚而生邪热，既不能补，复不可攻，慝生者，此时当使之慎起居，俾阴精日生，退则余邪自退，此不治之治，故曰可待衰而已。示病者医者不识待衰之理与待衰之法，一则躁急以求治，一则杂药以妄投，不死于病而死于医者，踵相接也。

贫窭之人得剧病，多有不服药而自愈者，以其无服药之力，且无治邪之味也。医家以兵法治病，谓清野千里，是广服大药。予谓不然。要在断厚味，使邪无所助而自退，又不战而屈人兵之法也。

丹溪茹淡论最得调摄之法。然阴之所生，本在五味，一味茹淡，亦恐阴气不生。予谓甘肥之味，要在淡煮，使不生痰助火。至于疏菜，不妨加以盐豉，益其味也。

张汉瓿曰：精不足者，补之以味。断厚味在看何病宜？何当忌则是。如肿胀食盐助邪，可类推矣。若一意教人淡食，则恐胃气日惫，精神顿消，而不可回者矣。若肥味淡煮，可谓得情。

微妙在脉，不可不察

《内经》曰：血虚脉大。然气虚亦有脉大者。盖血虚气无所附，故脉大；气虚则邪火甚，故脉亦大。此种经旨皆有，但未尝明白指示，此道之所以常不明耳。

脉细小之类，为正气不足；洪大之类，为邪气有余。不足，正气不足而见细小之脉，可补而愈也。邪气有余而见洪大之脉，可泻而愈也。唯是正气不足而脉反洪大，邪气有余而脉反细小，一则正虚邪胜，一则邪胜正虚，故皆不治诊者。先知此种大意，则不难迎刃而解。问病然后察脉，以病合脉，其脉得，其病亦得。若以脉求病，则二十四脉每部各有寒热虚实证候纷纠，何能一按了然？譬如浮脉，浮而有力为风；浮而无力为虚，似矣。然中风脉浮而缓，缓之与无力相去几何？譬之沉脉，沉而有力为实，沉而无力为虚，似矣。然中寒，脉沉而微细，微细之与无力相去几何？又如弦脉，邪在少阳则脉弦。血虚脉弦，风家脉弦，支饮脉弦，苟不问其人之壮祛，及表里阴阳，有何痛苦，所谓猝持寸口，何病能中？况噤之以声息，蔽之以帷幄，此非窘医，实自贻其咎耳。脉如车盖，如羹上浮，是阳气将绝也。如屋漏，如泻漆，是阴气将绝也。亦自本乎天者亲上，本乎地者亲下之义。

仲景脉浮当以汗解，假令尺中迟者，为营血不足，不可发汗。又曰：脉浮数者，法当汗出而愈，若下之身重、心悸者，不可发汗，当自汗出乃解。所以然者，尺中脉微，此里虚。须表里实，津液自和，便自汗出，愈。凡脉浮取之盛，按之不足，寸关盛，尺不足，其盛皆为假象，盖沉之与尺，犹树之有根也。故仲景于当汗之症，迟回顾虑，如此予更有说焉。夫浮以候表，寸以候阳，外邪初入，必先在表与阳分。表盛则里虚，上盛则下虚，此时似难以尺中迟微而误当汗之期，犹必须审其人之形气、病气何如也。若其人无外邪，脉见沉候，与尺不足，此真是有阳无阴，枝叶虽茂，根本将拨，勿妄施攻击耳。

曰肾气独沉，曰肾气不衡，总是石而无胃，肾水不能上交于心火之象也。

促为阳，紧为阴，然仲景又曰，伤寒脉促，手足厥逆者，可灸之。又曰：手足厥冷，脉乍紧者，邪在胸中，当须吐之。是又不能拘也。

有者为实，无者为虚。仲景又谓阳脉微者汗出而愈，阴脉微者下之而愈。虽曰极虚之处便是容邪之地，然既极虚矣，汗下岂可轻哉！此亦人存政举之法，后学不得藉以为口实也。

刘澹庵曰：从症不从脉，正在此处要人下手。仲景非立是空头论而眩后人持两端也。

风湿相合，热湿相合，便牵制其善行、炎上之性，脉证最难辨别。

色诊以明泽者生，沉夭者死，亦犹脉之有无胃气也。别则于阳者，知死生之期，言无胃气，弹石解索是也。

病之浅者，邪未入于经，病之深者，亦有兼化之象，脉亦难拘。

阳主煦之，阴主濡之。真气虚是阳不能煦，阴不能濡，脉或微而弱，或弦而紧，此一定之理。

色诊，不论何色，俱欲其明泽，然光芒浮露之人，又非寿征，是亦阳亡于外也。故善摄生者，其气深，其神藏，诸病皆有寒热虚实，断不可执己见以为凭。所可凭者，脉耳。然脉又有阴阳格拒之易惑，真假虚实之难明，与夫从脉、从症之不可泥，医道可易言哉！

《内经》三部候法，右寸以候肺及胸中，左寸以候心及膻中，此上附上一定不易之理。而叔和《脉诀》又云：右寸以候肺及大肠，左寸以候心及小肠。后人谓大小肠为下焦，传导浊秽之腑，而诊于膈上，清虚之所，此理不伦，遂指《脉诀》为高阳生托叔和之名也。据兰谓《内经》《脉诀》两论，俱不可废。在《内经》是言身形躯壳内外，在上者诊之于上，而言叔和则以五行配合经脉相络而言，何也？盖欲察病脉，先须知平脉，夫肺系足太阴，主金，大肠系手阳明，亦主金，脉之浮涩而短，金之体也，安有浮涩而短之脉亦诊于右尺乎？心系足少阴，主火，小肠系手太阳，亦主火，脉之浮大而散，火之体也，安有浮大而散之脉亦诊于左尺乎？况肺与大肠，心与小肠，确显声应气求，不可移易之证，又宁可以部位拘耶！叔和叙论仲景《伤寒论》，其可指摘处颇多。至于《脉诀》则不可谤矣。又相火藏于九地之下守，谓禀命，确宜诊之于尺。膻中虽曰咽喉之司，当诊于上，然不过为相火之虚位，亦不必于寸求其诊也。

张永孚曰：《内经》以脏腑上下分部位候诊，叔和则以脏腑相络而候诊，不妨并存其说，不为悖理。

必先岁气，无伐天和。

二分二至，病之轻者，可望其愈，病之重者，须防其笃，此阴阳互换，人气随之也。天地能鼓铸群品，人亦能范围天地，同在气交中，谁能逃两仪之侵薄？观圣人在位，天无疾风淫雨，非然耶，知此则养生即病之理唾可在手矣。

寒肃之气为生发之本。不然，造物者岂好为此戕贼哉！知此则知天地不可无秋冬之令，吾人身中不可不保金水二脏。

升已而降，降已而升，两已字殊不妥贴。一边升便一边降，是升中有降，降中有升，升者自升，降者自降，奚俟其已耶！不观之二分二至乎？四时之春夏秋冬而配以木火土金水，治病须求其寒热温凉之宜，毋违时，毋伐化，用热远热，用寒远寒，宜矣。至于运气则有常有变，有主气有客气，有阳年有阴年，有南政有北政，有胜气有复气，虽皆一本于干支，然刚柔强弱，杂乱纷纠，何能按图而索？如土平运曰：备化不及曰卑监，太过曰敦阜。此可考也。少宫之岁而实与太角之岁同，则难可考也。况乎太阳之人，或遇流衍之纪，太阴之人，而遇赫曦之纪，强者有制，弱者得扶，又未可以流衍赫曦之，故而病寒热也。且古今异气，方隅异宜，安能比而同之？故施之于治，往往不可不知。

刘澹庵曰：古今异气，方隅异宜，主气或同，客气则定，有不同者，此在察其气，以知所感者何？属为多比而同施，而治之自不可也。

世有日用寻常之事，童而习之，白首不知其所以然者，如五行相克，水克火，火克金，固易明矣。至于金克木，岂斧斤以时入仙之谓乎？木克土，岂草木蕃茂，土因之而瘠之谓乎？土克水，岂水来土掩之谓乎？是不易明也。在箕子主质而周子主气，后人茫无所宗，予谓水克火，火克金，是言其质之与性；金克木，木克土，土克水，是但言其性。木之敷荣条达，固其性也，金气肃杀，则克之矣。土居中央，其性缓，木之性劲急，则克之矣。水之性寒，湿土之性温，燠则克之矣。速其所欲，谓之泻，泻即克也。推此而言，相生之理，亦莫能外之格物致知之学，由浅入深，由粗入精，此等粗浅之处不明，吻口而谈运气，得乎！

化气必以五，故五行不可增之为六，减之为四，亦自然之理。

五运六气各具一体用，各具一太极，亢害承制，归于和平。和平者，阴阳相抱，无偏无倚之谓。千万法门，不过欲全此气耳。医有喜寒凉而恶温热，喜温热而恶寒凉，均未谙此。

运气之说，若按图索骥，似堕马宗素术中。然不深求其理，安知人在气交中，五运六气，太过不及，阴阳胜复，内外合邪，皆能为病？

中庸之理，无往不宜。试以运言之，太过不及，皆能致病。如土太过则水受克，而火无制矣；土不及，则不能生金，而木横肆矣。故曰：母能令子虚，子能令母实。是虚则补其母，实则泻其子之义也。又子逢窃气，母乃力争，母被鬼伤，子来力救之义也。不然造物既以生物为心，又杀之何也？盖理之不得不然者耳。

有毒无毒，固宜常制矣。

统而言之，天为阳，地为阴。分而言之，天有天之阴阳，地有地之阴阳。故治者，要知补益阴阳矣。尤不可不知补益阳中之阴，阴中之阳。补阳中之阴，甘寒而气厚味薄者是也；补阴中之阳，苦温而质重味厚者是也。

咸走肾，肿胀之却咸味以防贼邪者，因脾胃虚，不能运化水谷而生湿热，湿热下流，则膀胱之气化不行，小便不通。今使咸味引土邪入肾，肿满不能愈也。茶内着盐，便能消肾，亦是此义耳。

五味子味厚而酸，故能收至高之气，以藏极下之地。譬之车论焉，上者能下，而下者方能上。五味如大力者，将此车轮扳之使下耳。

能知桂枝开腠理致津液，通气，白术、茯苓之生津，则医学之上乘也。

方者，仿也。务必相时令之虚实与时序之寒温，仿而用之。王宇泰云：小续命汤亦麻黄、桂枝之变，麻黄不施于冬月，即之伤寒，而泛施于温热之证，未有不杀人者，其可执乎？

夫辛能燥，以开窍走津液故也。然又曰：辛以润之，其义何居？不知燥气在里，则津液不行，而元府闭塞。故曰肾恶燥，急食辛以润之，开腠理，致津液，通气也。风药治秘，盖本诸此。

有宜先攻后补，其功在补，有宜先补后攻，其功在攻。易医而治，毁誉生焉。殊不知后医之有功即前医无功者，有以成之也。易时而治，皆无功焉。所谓客医之治热病，即旧医之乳药也，岂可以有毒为是，无毒为非，无毒为是，有毒为非乎？

自跋

　　今人以方书赠人，人皆欲得而藏之，谓可以备不测也。若与之谈医理，如卫鞅说秦孝公以王道，闻之疲倦欲寐。殊不知理不明，虽有良方而不适于用，非方之不良也，用方者之不达理也。譬之匠氏榘矱之不明，而徒从事于其器，器利矣，只足以血指染污，而无与于鸟革翚飞之事也。然茫茫宇宙，岂无闻弦赏音之人，此香雪斋主人所不能秘耳。

跋

　　有益于世者莫甚于医，然而难言之矣，读书欲多，析理欲精，从师欲众，临症欲广。书不多，无以知理之源。然于理有未精，书虽多亦无益也。师各有所长，合众说而集其成，庶过偏之患，苟唯一先生之言是从，未必无所误也。临症不多，无以知某候即某书之某条，且无以验其症之同异轻重也。今有一医于此，治甲则验，治乙则否，非厚于甲而薄于乙，以甲之病适投其所长，而乙适值其所短也。又试举一医于此，初治之而验，久且渐不验，易他医而后瘳者，非前精而后疏也。病之初起，适与其术相投，病之渐减，又不可执其偏见为已验之方，故必改其道而后可也。又有服药已误，则当先治药，而后治病。有命将倾而药不可投，则当置其病而保其命。有病不利于速愈，速则反增他病者，此必精于理而后可也。吾友江子含徵，工于医者也，吾虽不知其所从者几何师？所治者几何症？然吾则谓其读书必多，而析理必精也。于何知之？于其所著之书而知之也。

心斋张潮

医经秘本四种

跋

　　《医津一筏》一卷，《四库全书》存目中简称曰《医津筏》，清初江之兰撰。之兰字含徵（近人有称含微者误）。书凡十四篇，以《内经》数语为题，而分条疏论于后，说理精确，措词简明。此本乃江君同邑友辑，刊入吴江沈氏《昭代丛书》一集者。沈氏刊书甚多，惜板烬于火，故印本罕见。今春偶检得此册，阅之似与去年《三三医书》第一集内《医经秘旨》相似，遂对校一过，方知《秘旨》前十篇全袭江书，而第一篇内，厕入盛君东宫一案，推本阴阳篇下，缺食养尽之四篇，而增脱阳、遗精等十二则，笔墨不同，体例亦不合。大约坊间射利之徒，因江君无鼎鼎大名，遂伪托盛、高、顾三名医之名，而著作人之名与书名均湮没矣。方拟将校勘表覆校缮正，并江书寄社重刊，因俗事鲜暇，因循未寄。近见医报有高思潜君《医经秘旨》校言，知高君藏有《内经释要》铅字本，乃光绪壬寅敏修斋所印，幸书名虽改，江君之名未改，高君亦考出伪托之证，且裘君又将《内经释要》拟重刊入《三三医书》三集中，自恨余之因循贻误，未早将此书寄社，依此原本重印。沈氏原本甚精，必较铅本少误夺，以彼易此，使书名及内容数百年后仍复江氏原书真面目，亦一快事，想高君闻之，谅亦赞成。因邮致吉生社长，未知能俯如所请否。

　　　　时民国十四年七月吴门张炳翔叔鹏氏跋时年六十有七

· 174 ·